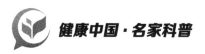
健康中国·名家科普

小儿常见病百问百答

——发热、咳嗽、肺炎、哮喘

曹 玲 ◎ 主编

科学技术文献出版社
SCIENTIFIC AND TECHNICAL DOCUMENTATION PRESS

·北京·

图书在版编目（CIP）数据

小儿常见病百问百答：发热、咳嗽、肺炎、哮喘/曹玲主编. —北京：科学技术文献出版社，2017.9（2019.11重印）

ISBN 978-7-5189-2850-7

Ⅰ.①小… Ⅱ.①曹… Ⅲ.①小儿疾病—常见病—防治—问题解答 Ⅳ.①R72-44

中国版本图书馆 CIP 数据核字（2017）第 137877 号

小儿常见病百问百答——发热、咳嗽、肺炎、哮喘

策划编辑：王黛君 责任编辑：陈丹云 责任校对：张吲哚 责任出版：张志平

出 版 者 科学技术文献出版社

地 址 北京市复兴路15号 邮编 100038

编 务 部 （010）58882938，58882087（传真）

发 行 部 （010）58882868，58882870（传真）

邮 购 部 （010）58882873

官 方 网 址 www.stdp.com.cn

发 行 者 科学技术文献出版社发行 全国各地新华书店经销

印 刷 者 北京虎彩文化传播有限公司

版 次 2017 年 9 月第 1 版 2019 年 11 月第 8 次印刷

开 本 710×1000 1/16

字 数 164千

印 张 13.5

书 号 ISBN 978-7-5189-2850-7

定 价 36.80元

编 委 会

P 前 言
Preface

　　关爱儿童是社会文明进步的重要标志。近年来，在经济水平发展的同时，人们对儿童健康的关注以及对健康知识的渴求日趋强烈。而我国儿童医疗服务资源短缺的矛盾突出，儿科医生缺口达20余万。因此，普及儿童健康知识，认识疾病、预防疾病，并了解疾病早期的护理知识就显得尤为重要。

　　在威胁儿童健康的疾病中，最常见的就是呼吸系统疾病。以儿童肺炎为例，全世界每年约有1.56亿5岁以下儿童发生肺炎，其中发展中国家占1.51亿（95%以上）。全球15个5岁以下儿童肺炎高发国家中，每年新发病例占全球病例总数的74%，在中国每年约有0.21亿儿童发生肺炎，在15个国家中居第六位。呼吸道疾病给患儿家庭和社会都带来了沉重负担。

　　为使大众及基层卫生工作者了解儿童呼吸系统疾病的知识，我和我的同事们在紧张的工作之余认真撰写了这本科普书籍，尽量做到内容简洁、通俗易懂、具有实用性，并反映本学科最新的发展水平。书中回答的问题是临床工作中患儿及家属提问最频繁、最具有

代表性的问题。希望这本书能带给大家知识与帮助，并带去我和我

的团队对读者的关爱。

首都儿科研究所附属儿童医院

呼吸科　曹　玲

2017 年 6 月

健康中国·名家科普

C目录
ontents

第二篇　小儿咳嗽

第三篇　小儿肺炎

第四篇　小儿哮喘

PART ONE 第 一 篇

小儿发热

第一章
小儿发热概述

··

小儿的正常体温是多少？

正常小儿的腋温是 36 ～ 37℃，肛温是 36.7 ～ 37.7℃，口腔温度是 36.4 ～ 37.4℃。

小儿的正常体温可以因性别、年龄、昼夜及季节变化、饮食、哭闹、气温以及衣被的厚薄等因素影响有一定范围的波动。喂奶或饭后、运动、哭闹、衣被过厚、室温过高都可以使小儿体温暂时升高达 37.5℃（腋温），新生儿或小婴儿更易受以上条件影响。相反，若饥饿、低热量，尤其体弱患儿处于少动状态或保温条件不佳，体温可低至 35℃（腋温）以下，称为体温过低或体温不升，应采取保暖措施。

测体温的时间和条件以及测定的持续时间对数值均有影响，一般测腋温应以 5 分钟为准，不宜过短或过长，过短则偏低，过长则偏高。

小儿体温调节有哪些特点？

体温调节是指温度感受器接受体内、外环境温度的刺激，通过体温调节中枢的活动，相应地引起内分泌腺、骨骼肌、皮肤血管和汗腺等组织器官活动的改变，从而调整机体的产热和散热过程，使体温保持在相对恒定的水平。

儿童的新陈代谢比成人旺盛，并且体温调节中枢发育尚不完善，所以体温调节功能不稳定，产热和散热容易发生不平衡，体温容易波动。一般来说，小儿体温升高较成人明显，体温波动范围亦较成人为大。

小儿时期的发热可以是生理反应，也可以是病理征象。小儿发热的高低并不能完全表明疾病的严重程度。小儿体温调节能力差，年龄越小，这种调节能力就越差。尤其是新生儿，皮肤脂肪薄，肌肉不发达，运动能力弱，所以体温调节功能更不稳定。

什么是小儿发热？

发热是指机体在致热源作用下，使体温调节中枢的调定点上移而引起的调节性体温升高。通俗来说，就是指机体在病毒、细菌或者其他病原作用下，产生体温升高。当腋下温度超过 37.4℃ 或肛温 38℃ 以上，一昼夜温度波动在 1℃ 以上可称为发热。小儿正常体温可波动于一定范围。若仅有短暂的体温波动，而全身情况良好，又无其他不舒服，可不考虑为病态。

小儿发热的类型有哪些？各类型发热有什么特点？

小儿发热的类型有稽留热、弛张热、间歇热、波状热、回归热和不规则热。

（1）稽留热：是指体温恒定地维持在 39～40℃ 以上的高水平，达数天或数周，24h 内体温波动范围不超过 1℃。常见于大叶性肺炎、斑疹伤寒及伤寒高热期。

（2）弛张热：又称败血症热型。体温常在 39℃ 以上，波动幅度大，24h 内波动范围超过 2℃，但都在正常水平以上。常见于败血症、风湿热、重症肺结核及化脓性炎症等。

（3）间歇热：体温骤升达高峰后持续数小时，又迅速降至正常水平，无热期（间歇期）可持续1天至数天，如此高热期与无热期反复交替出现。常见于疟疾、急性肾盂肾炎等。

（4）波状热：体温逐渐上升达39℃或以上，数天后又逐渐下降至正常水平，持续数天后又逐渐升高，如此反复多次。常见于布氏杆菌病。

（5）回归热：体温急剧上升至39℃或以上，持续数天后又骤然下降至正常水平。高热期与无热期各持续若干天后规律性交替一次。可见于霍奇金病等。

（6）不规则热：发热的体温曲线无一定规律，可见于结核病、风湿热、支气管肺炎、渗出性胸膜炎等。

小儿发热就一定是病重的表现吗？

孩子发热只是一种症状，不是原因，不能以发热的程度来判断孩子病得是轻还重，发热40℃并不一定比38℃严重。最重要的是要仔细观察孩子有无呼吸急促及呼吸费力表现，心率有无明显增快，同时也需要注意孩子的精神反应，有无嗜睡或者烦躁，纳奶及饮食情况，大小便情况。如果小儿精神比较好，吃和睡都和平常相差不大，体温超过38.5℃（有高热惊厥病史孩子体温超过38.0℃）时，可口服退热药后及时到医院就诊。如果小儿精神很差，表现为昏昏欲睡或烦躁哭闹，即使体温不是很高，也要去医院检查一下。

为什么高热前会出现寒战？

多数患儿的发热是由致热源引起，致热源又分为外源性和内源性。外源性致热源多为细菌、病毒等病原。外源性致热源刺激白细胞，白细胞被激活后释放内源性致热源（如白介素 -1、干扰素等），通过血液循环到达丘脑下部的体温调节中枢。体温调节中枢受到刺激后，就会产生兴奋，使得体温调定点上移，原来的正常体温就变成了冷刺激，使得体温调节中枢发出指令使皮肤毛细血管收缩，血流减少。这时皮肤温度就会下降，四肢末梢变凉，孩子自己觉得冷，从而刺激温度感受器引起骨骼肌张力增加，肌纤维收缩，皮肤内竖毛肌收缩。因此，患儿会出现寒战（孩子的皮肤出现我们俗称的"鸡皮疙瘩"）来加强产热。寒战以后孩子体温容易上升，因此孩子出现寒战时，应该注意给孩子四肢末梢保暖，如用温水泡浴。

为什么退热时患儿会出汗？

人体体温是通过体温调节中枢调节。发热时通过体温调定点上移而引起调节性体温升高，当体温升高到调定点的新水平时，其与调定点适应，故寒战消失，开始出现散热。散热反应使皮肤血管扩张，皮肤水分蒸发，皮肤温度增高，此时患儿不怕冷，并有酷热感觉。而当孩子热退时，体温调定点回到正常人体体温水平，由于增高的皮肤温度通过皮肤温度感受器将热信息传导到体温的热感受器，刺激发汗中枢，引起大量出汗。因此患儿热退时会出汗，这时候应该给孩子多喝水，及时补充水分，避免因出汗量太大而出现脱水等不良反应。

什么是长期发热？

长期发热是指发热持续 2 周以上。

感染性疾病、结缔组织病及肿瘤性疾病是长期发热的主要原因。但不同的年龄阶段，病因分布不完全相同，婴幼儿时期结缔组织疾病相对少见，随着年龄的增长，其发病率上升。感染性疾病是长期发热的第一位病因。因此对于长期不明原因发热的患儿，尤其是发热时间在 4 周以内，应首先考虑到感染性疾病，可为细菌、病毒、支原体、衣原体等病原菌感染，其中以细菌感染最多见。

结缔组织病也是引起长期发热的重要原因之一，部分病例出现前数周或数月可以出现发热。以儿童类风湿病最常见，其次为川崎病、风湿热、系统性红斑狼疮、结节性多动脉炎、皮肌炎等。肿瘤性疾病以淋巴瘤及白血病最为多见。

同时，还应该注意一些相对较少的疾病，比如坏死性淋巴结炎、甲亢、无汗性外胚叶发育不良等。对于在盛夏时节出现发热，以长期发热、口渴、多饮多尿、汗闭或汗少为主要表现的 3 岁以下的儿童，也需要高度注意暑热症，这部分孩子在秋凉后，发热症状能够自然消退。

什么是超高热？

超高热是指腋下温度 ≥ 41℃，多见于严重的感染。不论何种原因引起的超高热都容易对身体产生严重的影响。因此当孩子出现发热时，应该积极地物理降温，减少衣物，用温水给孩子擦洗，同时多给孩子饮水，当孩子体温超过 38.5℃（有高热惊厥史的孩子体温超过 38.0℃）时，及时服用退热药，避免超高热的出现。当出现超高热时一定要及时到医院就诊，同时积极地寻找病因，对症处理。

什么是周期性发热？

小儿体温突然或逐渐上升达到一个高峰并保持一定时间，然后再迅速或逐渐下降到正常，而后经过一定时间的体温正常之后又发热，持续一定时间以后体温又恢复至正常，如此发热期与不发热期交替出现，反复多次，就可称为小儿周期性发热。其特点是间歇时间长短不一，间歇期当中体温正常时小儿可能精神活泼，无不适，也无病态体征；发病时除发热外，伴有关节酸痛、皮疹、白细胞增多、血沉加快等表现。反复周期热，各项检查均无特殊发现，不给任何治疗发热亦可以自行停止。

因此有周期性发热的孩子，建议父母记录包括发热程度、发热持续时间及完全无热的间歇期天数的"发热日记"，对诊断颇有用，同时也记录发热期间有无呕吐、腹痛和头痛等并发症，这样对于医生对孩子的病情判断非常有意义。

什么是小儿功能性低热?

功能性低热常见于学龄前及学龄儿，其临床表现为体温较正常人上升 0.3 ～ 0.5℃，一般不超过 38℃。热型多有相对的规律，日间温差不大（相差 0.5℃ 左右），体温晨间、午前比下午、晚上略高，活动后体温不上升，有时伴有食欲不振、出汗、疲乏。化验无异常，用退热药治疗无效。孩子不因长期低热影响健康。偶尔炎夏出现慢性低热，入秋后自然恢复正常。功能性低热主要依靠长期动态观察，排除其他各种器质性疾病。这类患儿常缺乏特征性的临床表现及实验室发现。

发热对小儿机体有什么影响?

（1）神经系统：体温上升期交感神经兴奋性增高，患者可有烦躁不安、头晕、头痛、失眠等症状，幼儿中枢神经系统发育不健全，兴奋易扩散。但当体质虚弱或某些感染伴发热时，中枢神经系统可呈抑制状态，表现为淡漠、嗜睡，当体温上升至 40 ～ 41℃ 时出现幻觉、谵妄，甚至昏迷抽搐，幼儿易发生惊厥。

（2）心血管系统：一般体温每升高 1℃，心率约增加 15 ～ 20 次／分，儿童心率的增加较成人为多，表现为心跳加快，心肌收缩力增强，心输出量增加，血流加快，心血管紧张性增高，血压可略偏高。退热期由于副交感神经兴奋性增高，心脏活动变弱，周围血管扩张，大量出汗，引起血容量减少，易致血压下降，发生虚脱，高热骤退时更易发生。

（3）呼吸系统：发热时呼吸加快，以利散热，但浅而快的呼吸易使动脉血氧分压下降，小儿易发生呼吸性碱中毒。

（4）消化系统：发热时小儿消化液生成和分泌减少，舌及口腔黏膜干燥，易引起舌炎、齿龈炎。消化吸收功能受到影响，易发生腹胀、食欲减退、恶心、呕吐等。

（5）泌尿系统：体温上升期及高热持续期肾小管重吸收功能增强，体内水钠潴留，因而尿量减少，比重增高，尿中氯化物含量低；退热时尿量增多，比重下降，氯化物排出增多。感染性发热由于毒素作用，可使肾实质细胞发生变性，尿中可出现蛋白和管型。

（6）代谢的变化：①分解代谢增强，耗氧量增加，一般体温每上升 1℃，基础代谢约增加 7%。②交感 - 肾上腺系统兴奋及垂体 - 肾上腺皮质分泌增多，肝糖元分解加强，血糖升高，可出现糖尿。糖酵解增强，蛋白质、脂肪分解增加，易致氮质、酮体等代谢产物积聚和体重减轻。③高热时由于呼吸加快，体表蒸发及退热时出汗和利尿增强，大量水、电解质排出，同时维生素消耗增多，故易致水、电解质失衡及维生素缺乏，尤其是 B 族维生素、维生素 C。

小儿发热有哪些利和弊？

利：小儿发热是传达疾病的信号，有利于家长们及时带孩子到医院检查，积极治疗。一定限度内的发热是机体的一种防御反应。发热可使吞噬细胞活动性增强，抗体生成增多，白细胞内酶的活力及肝脏的解毒功能增强，可以抑制某些致病微生物在体内的生存繁殖，有利于抵御疾病的侵袭，促进机体恢复。

弊：发热过久或高热持续不退，会使小儿的一些生理功能紊乱，对机体有一定危害性。发热可使代谢加快，耗氧量增加，脂肪代谢发生紊乱而致酮血症，发生自身蛋白质的破坏而致消瘦、脑皮质兴奋、抑制功能失调，消化液分泌减少，消化酶活力降低，胃肠功能紊乱等，出现一系列严重症状，加重病情，影响身体恢复。持续高热最终会使人体防御疾病的能力下降，增加了其他感染的危险。由于小儿神经系统发育不够完善，尤其是 5 岁以下的孩子在发热时易发生惊厥，从而对大脑造成不同程度的损伤。所以当小儿出现发热，尤其是高热时，应及时给予退热处理。

小儿发热的诊断

怎样给小儿测体温？

（1）腋温测量是使用最广泛、最传统的体温测量方法。测量时要先擦干腋下的汗水，再让体温计紧贴皮肤，曲臂过胸，手贴对侧肩部，夹紧，保持 5 分钟。

（2）口温测量是比较方便、准确度较高的一种测量方法。测量口温时，用口含的方法将体温计置于舌头下面保持 5 分钟。37.5℃ 以下为正常体温。温度计在使用前必须先消毒干净，而且要确保半小时内没有吃或喝过热或冰的东西。但是，过小的宝宝不建议测口温，以防咬断体温计而造成危险。

（3）肛温测量因为密闭性好，所以测量值较为准确。37.5℃ 以下为正常体温。但因为小孩哭闹扭动，容易造成温度计侵入伤害，因此不推荐家庭常规使用，一般只限于在医院由医务工作者操作。

（4）对于婴幼儿来说，测量耳温兼顾了快速、准确、安全等因素，所以推荐家庭里使用耳温枪式温度计为小宝宝测量体温。测量前，家长轻轻向外拉直孩子耳朵的外廓，将体温计全部阻塞外耳道，再开始测量，直到测量结果显示出来。37.5℃ 以下为正常体温。但是如果宝宝有耳疾，或外耳道分泌物多，会影响测量准确度。

（5）额温的测量主要是利用红外线器械测量额头的温度。但由于额头的体表温度受外界环境影响大，准确度不是很高，因此不推荐使用。

测体温时要注意什么？

（1）用水银体温计测体温前先把水银体温计的水银甩到 35℃以下，再开始测。

（2）腋下测体温较安全、卫生，先擦去腋下的汗，然后将体温计玻璃球（含水银）端放在腋窝中间夹紧，按住孩子的胳膊，使其不要乱动，测体温一般需要 3～5 分钟。

（3）体温计读数时，取水平线位置读取水银柱的刻度数。

（4）小孩哭闹时不要强行给孩子测体温，等其安静下来再测为好。

（5）吃奶、饮水或吃饭后不应立即测体温，易产生误差，一般应在吃完饭 30 分钟以后测量为宜。

如何判断发热程度？

根据小儿的腋温分度：低热＜ 38.0℃；中等热 38.0～38.9℃；高热 39.0～41.0℃；超高热≥ 41℃。

小儿发热应做哪些检查？

对短期发热患儿，应该仔细地询问小儿的病史，如流行病学史、传染病接触史、疾病发生发展过程，并且注意局部的症状及体征。完善相关实验室检查，如血常规、C- 反应蛋白、尿常规、便常规及前降钙素原（PCT）检查。根据患儿临床表现，必要时完善胸片。

对长期发热患儿，应首先完善血尿便常规、血沉、抗链〇、C-反应蛋白、血培养、PCT、肝功能、X线胸片、肝胆B超，先进行初步判断，然后选择针对病因的进一步检查，以达到病因诊断的目的。必要时完善胸部CT、腹部增强CT及骨髓穿刺等检查。

若怀疑结核感染，可做PPD试验，痰、胸水或脑脊液结核杆菌培养及PCR-DNA检查；败血症可做血培养及骨髓培养；病毒感染可检测相应的特异性抗体和抗原，如EB病毒衣壳抗原IgM抗体，巨细胞病毒的IgM抗体或尿、唾液中巨细胞病毒包涵体检测；结缔组织病可行免疫学检查，如抗核抗体（ANA）、抗双链脱氧核糖核酸抗体、类风湿因子及补体测定；白血病及恶性组织细胞增多症可行骨髓穿刺，必要时多部位穿刺检查，淋巴瘤可行淋巴结活检。

血常规检查在诊断中的作用及意义？

血常规是目前儿科临床最为常用和方便快捷的化验项目之一，能够为常见疾病的及时诊断、严重程度与疗效判断等提供参考信息。根据血常规结果的白细胞数值及细胞分类的比值，可以大概判断孩子是否存在感染及感染的可能病原；血红蛋白可以帮助判断孩子是否贫血，还可以了解血小板计数是否正常。

骨髓穿刺检查在诊断中的作用及意义？哪些情况需做骨髓穿刺检查？

（1）骨髓检查可用于造血系统疾病的诊断，如对白血病的鉴别诊断、各种贫血的鉴别诊断、多发性骨髓瘤和血小板增加或减少性疾病的诊断。

（2）骨髓检查还可用于某些感染性疾病，如感染性心内膜炎时的骨髓培养有助于提高该病诊断的阳性率；在疟原虫和黑热病原虫感染时，通过骨髓检查有助于发现原虫并明确诊断。

（3）患某些恶性肿瘤时，通过骨髓检查可以确定是否有骨髓转移，因为骨髓是许多恶性肿瘤转移的好发部位。

当小儿不明原因的长期发热，高热伴有贫血、肝脾和淋巴结肿大等症状时需要完善骨髓穿刺。

哪些小儿发热需要做影像学检查？

大多数的急性发热性疾病，可以通过详细的病史和体格检查，结合一些基本的实验室检查而做出初步诊断。但是对于一些高危人群，基于年龄、相关疾病或免疫缺陷状态，需要更详细的评价。如28天以内发热的新生儿，因为他们有发生严重疾病的可能性，初步诊断评估应包括血常规、血培养、尿常规、尿培养、脑脊液检查等，当其出现溢奶、呛咳、吐沫、呼吸急促等症状时，应警惕新生儿肺炎可能，需完善胸部X线检查。另外对于造血干细胞移植术后的患儿，由于其机体免疫力低下、黏膜防御功能受损等原因，常常并发各种肺部感染，病死率高，出现发热时，应尽快完善胸部CT检查。

而当发热伴有其他系统症状时，我们可以通过影像学检查来协助诊断。发热伴呼吸系统症状、体征，如咳嗽、喘息或呼吸急促、呼吸困难等，考虑有气管、支气管及肺部疾病时，应完善胸部影像学检查，如胸片、胸部CT、胸腔超声等；发热伴消化系统症状，如腹痛、呕吐、腹胀等，应警惕肠套叠、肠梗阻、急性阑尾炎、急性胰腺炎等急腹症，可行腹部超声、腹部立位片、腹部CT检查协助诊疗；发热伴有神经系统症状，如头痛、呕吐、脑膜刺激征，甚至惊厥、昏迷者，不能除外颅内出血、颅内占位，应完善头颅CT、头颅核磁等检查；发热伴心脏杂音应考虑感染性心内膜炎，应行心脏超声检查等。

另外，还有少数患儿为不明原因发热，即发热持续2周以上，体温在 37.5℃ 以上，经查体、常规实验室检查不能确诊者，X 线检查对这类患儿的诊断有重要的价值，胸部的 X 线检查可明确肺部的感染病灶，如肺炎、肺结核、肺脓肿、胸膜炎等。X 线检查结合 B 超、CT、MRI 可诊断胸部、腹腔内的病变（特别是对膈下、腹腔深部脓肿、腹膜后淋巴瘤及脓肿的诊断），明确发热的原因。

小儿高热的诱因有哪些？

高热是指患儿体温在 39 ～ 41℃，引起高热的原因有很多，感染、恶性肿瘤、自身免疫性疾病、代谢性疾病、慢性炎症性疾病、中枢神经系统异常等都可引起小儿高热。大多数情况下，患儿的发热是由自限性病毒感染引起。

小儿高热可分为短期高热（发热时间＜ 2 周，多伴有局部症状和体征）和长期高热（发热时间≥ 2 周，可无其他明显症状、体征，需实验室检查诊断），引起的原因各有不同。短期高热常见于感染性疾病，如急性传染病早期、各系统的急性感染性疾病。非感染疾病、变态反应引起的短期发热较少见，包括暑热症、新生儿脱水热、颅内损伤、惊厥及癫痫大发作、过敏、输液输血反应等。长期高热则可见于败血症，沙门氏菌属感染，结核，风湿热，幼年类风湿症，恶性肿瘤（白血病，恶性淋巴瘤，恶性组织细胞增生症），结缔组织疾病等。

为什么小儿容易出现 38.5℃以上的高热？

人体基本的体温调节中枢位于视前区 - 下丘脑前部，该区域含有温度敏感神经元，可接受来自身体的冷、热神经感受器的信息，感受进入下丘脑血液循环的温度，并通过调节身体的产热及散热使其保持平衡。在正常情况下，下丘脑将调定点设定在 37℃，使核心体温保持正常。

发热是个体体温可控性的升高超过正常值，其调节方式与正常体温在寒冷环境中维持的方式一样，区别在于身体的温度调定点设定在了较高的温度。而体温调定点的重新设定是对内源性致热源的反应，包括白细胞介素 -1、白细胞介素 -6、肿瘤坏死因子 $-\alpha$、干扰素 $-\beta$、干扰素 $-\gamma$ 等。体温调节中枢上调体温水平一般与病情有密切关系，但是由于小儿大脑发育不成熟，体温中枢发育不完善，遇到体温调节中枢上调信号后，经常出现调节过度的现象。这就是为什么小儿出现发热时，常会达到高热状态的缘故。

发热时人体免疫功能增强，可增强白细胞动力及活性，可使一些病原体生长受抑制，有利于病原清除，促进疾病好转。但高热也会给机体带来一定危害，如高热可导致惊厥；发热使氧耗增加，对本已缺氧者可加重组织缺氧；发热时心搏输出量增加，可加重心脏病或贫血患者心脏负担引起心力衰竭；高热可增高颅压等。因此，对每一患儿应做具体分析，必要时予对症治疗。

小儿发热常伴有哪些症状？

（1）伴咽部充血、扁桃体肿大，可能为上呼吸道感染或急性扁桃体炎；

（2）伴皮肤皮疹，可能为常见的出疹性传染病，如幼儿急疹、麻疹、风疹等；

（3）伴疱疹，应注意疱疹出现的部位，如咽部、手足及肛周出现疱疹，应注意手足口病；

（4）伴红色斑丘疹、疱疹、痂疹，多种形态的皮疹同时存在，以胸、腹及背部出现，特别是头皮处出现，应注意水痘；

（5）伴皮肤淤斑，应考虑流行性脑脊髓膜炎，亦应考虑血液系统疾病；

（6）伴浅表淋巴结肿大，应考虑传染性单核细胞增多症、皮肤黏膜淋巴结综合征，亦应该注意白血病和恶性淋巴瘤；

（7）伴口腔黏膜斑点，可能为麻疹；

（8）伴肺部听诊闻及痰鸣音或水泡音，是急性支气管炎或支气管肺炎的体征，肺部听诊有哮鸣音，应考虑喘息性支气管炎或支气管哮喘；

（9）伴腹部明显的压痛或其他体征，应注意急腹症，如急性阑尾炎、肠梗阻等。

小儿发热伴头痛见于哪些疾病？

头痛是小儿内科门诊患儿常见的症状，患儿对头痛常描述不清，因而增加了诊断的难度。头部的各个结构并不都能引起疼痛感觉，颅内主要疼痛敏感结构是血管，刺激血管疼痛的机制是血管扩张、炎症和牵拉移位。

病毒感染（如流行性感冒、上呼吸道感染等）的患儿可出现发热、头痛，高热时颅内血管扩张、颅内压增高，可引起头痛，一般体温下降后头痛可缓解。

高渗性脱水的患儿可出现脱水热、头痛，这类患儿一般脱水症状明显，对症补液治疗纠正脱水后症状可缓解。

儿童发热伴头痛还常见于各种颅内感染，如化脓性脑膜炎、病毒性脑炎等，也可见于颅内出血和颅内肿瘤。（1）化脓性脑膜炎多见于小婴儿，临床主要表现为突发高热、头痛、喷射性呕吐，查体脑膜刺激征阳性。（2）病毒性脑炎一般发热也很高，如流行性乙型脑炎，多以发热为最初表现，继之则剧烈头痛、呕吐，甚至抽搐、昏迷，发热持续时间较长，重者可达2～3周。散发型病毒性脑炎发热程度不一，头痛较重。

颅内出血和颅内肿瘤的患儿除有头痛症状外，也常常出现发热，这是因为出血或肿瘤的坏死组织、脱落的瘤细胞进入脑脊液，以及体温调节中枢不稳定所致。

考虑存在颅内感染时应完善腰椎穿刺检查，脑脊液中可出现不同程度的白细胞增多及生化改变，有时可在脑脊液中找到病原体。而头颅CT、MRI可帮助判断有无颅内出血或占位。

小儿发热伴呕吐见于哪些疾病？

呕吐是由于食管、胃或肠道呈逆蠕动，并伴有腹肌强烈痉挛性收缩，迫使胃内容物从口腔、鼻腔涌出。呕吐可造成很多并发症，如窒息或吸入性肺炎；呕吐频繁者可导致水、电解质紊乱；长期呕吐可导致营养不良。

发热伴呕吐、咳嗽、咽充血，可能是上呼吸道感染引起的反射性呕吐。

发热伴喷射性呕吐、精神差，查体出现颈项强直等脑膜刺激征，应注意是否为中枢神经系统感染，如化脓性脑膜炎、流行性乙型脑炎等，应完善腰椎穿刺检查辅助诊断。

发热伴呕吐、腹痛、腹泻多为胃肠道感染，如轮状病毒肠炎、细菌性痢疾等，这些胃肠感染性疾病一般发热程度不高，持续时间不长，呕吐呈非喷射状，呕吐物为胃内容物，可完善大便检查协助诊断。

小儿的一些急腹症如急性肠梗阻、肠套叠、急性阑尾炎、急性胰腺炎等，一般临床都有发热和呕吐。但这些急腹症除发热、呕吐症状以外，腹痛症状更为突出。一般通过查体及腹部超声、腹部立位片，结合血常规、血尿淀粉酶等检查以明确诊断。

小儿发热伴腹痛见于哪些疾病？

腹痛是儿科比较常见的临床表现，病因多种多样，而儿童常常不能准确地表达腹痛的性质，低龄儿童难以诉说腹痛，更缺乏定位、定性能力，为诊断带来困难。发热伴腹痛主要见于两大类疾病，一类是小儿急腹症,另一类是小儿胃肠道炎症。

急性阑尾炎婴幼儿少见,多见于学龄期儿童。一般多以腹痛为最初表现,发热常在腹痛数小时后出现,随着病变的加重,体温可逐渐上升。腹部检查见右下腹固定性压痛、反跳痛,腹部肌肉紧张。化验检查白细胞明显升高,腹部超声可协助诊断。急性肠梗阻在小儿时期也较多见,开始表现为阵发性腹部绞痛,伴有呕吐、不排便,继之则出现发热,体温随梗阻症状的加重而逐渐升高。腹部检查可发现压痛,或可触及肿块,通过腹部立位平片可有助于诊断。此外,小儿急性腹膜炎、急性胰腺炎、急性胆囊炎、肠穿孔等急腹症亦以腹痛和发热为主要表现。

胃肠道炎症是儿童的常见病,多发于夏秋季节。小儿急性胃肠炎、细菌性痢疾等在临床都以发热和腹痛为主要表现,但同时可有腹泻、呕吐等症状。通过血常规、粪便化验检查等可以协助诊断。

小儿发热伴贫血见于哪些疾病?

小儿贫血临床一般以皮肤、黏膜苍白为突出表现,病程长的患儿常出现易疲倦、毛发干枯、体格发育迟缓等症状。慢性贫血患儿由于机体各器官的代偿功能,早期可无症状或症状较轻,常被家长忽视。

小儿发热、贫血伴有肝脾肿大和(或)淋巴结肿大者应注意白血病、恶性组织增生症、淋巴瘤等血液系统疾病,外周血可见到原始幼稚细胞,骨髓穿刺检查可以协助诊断。这类疾病常预后不良,应予以高度重视,尽早就诊,力求得到早期诊断和早期治疗。

小儿慢性贫血、长期低热、消瘦,应注意结核病和其他慢性全身性疾病。急性贫血伴发热、黄疸则要考虑溶血性贫血可能,这类患儿一般为正细胞正色素性贫血,网织红细胞计数增多,Coombs 试验阳性。婴幼儿贫血易合并急、慢性感染,营养不良,消化功能紊乱等,应积极治疗。

小儿发热伴肝脾肿大见于哪些疾病？

小儿肝脾大可单独出现，也常常同时出现，病因不同，受累程度不同。如单核－巨噬细胞系统受累常有肝脾同时肿大，造血系统多以脾大为主。感染性疾病时，婴幼儿可肝脾同时增大。

小儿病毒感染性疾病中，发热伴肝脾肿大的常见病有急性病毒性肝炎、传染性单核细胞增多症等。（1）急性病毒性肝炎除有发热、肝脾肿大外，还可出现黄疸、肝功能受损，病原学检查可帮助诊断。（2）传染性单核细胞增多症是由 EB 病毒感染引起的疾病，一般起病较急，热度较高，伴有肝脾和淋巴结肿大。血常规检查白细胞分类以淋巴细胞为主，可发现较多的异型淋巴细胞。

一些小儿传染病在发热的同时，也常伴有肝脾肿大，如小儿伤寒、回归热、疟疾、黑热病等，常可见肝脏或脾脏肿大，或肝脾均肿大。

小儿先天性巨细胞包涵体病、先天性梅毒和血吸虫病也可见发热及肝脾肿大。

小儿急性白血病一般发热和肝脾肿大的表现都比较突出，并可见全身淋巴结肿大，根据这些临床特点，结合末梢血检查、骨髓穿刺检查一般即可以确诊。

小儿发热伴淋巴结肿大见于哪些疾病？

淋巴结肿大常常伴随发热，细菌、病毒、毒物、代谢的毒性产物、变性的组织成分及异物等，都可刺激淋巴结肿大。

发热伴急性淋巴结肿大常见于包括全身（败血症）或局部（如化脓性扁桃体炎、化脓性中耳炎等）的细菌感染；EB 病毒、风疹病毒等病毒感染；立克次体及螺旋体感染；川崎病除发热、淋巴结肿大外，还表现为皮疹、口唇干红皲裂、结膜及口腔黏膜充血；指趾端硬肿等。

慢性的淋巴结肿大伴发热则常见于结核病、风湿性疾病、肿瘤性淋巴结肿大、朗格汉斯细胞组织细胞增生症等。（1）淋巴结核多无压痛，随疾病进展形成冷脓肿，甚至破溃形成窦道持久不愈。结核菌素试验结合胸片或胸部 CT 可协助诊断。（2）恶性淋巴瘤除肿大淋巴结局部压迫症状外，外周血及骨髓中出现大量原始幼稚淋巴细胞可明确诊断。（3）朗格汉斯细胞组织细胞增生症的诊断，除不规则发热外，多伴肝脾大及皮疹。X 线片见肺纹理增多、网状或点状阴影或蜂窝状病变，颅骨浸润可见颅骨缺损。皮疹皮肤活检可协助诊断。

小儿发热伴皮肤黏膜出血见于哪些疾病？

发热伴皮肤、黏膜出血主要见于感染性疾病和传染病，也见于血液病，其中常见的疾病有流行性出血热、钩端螺旋体病、败血症、亚急性细菌性心内膜炎、流行性脑脊髓膜炎、白血病、急性特发性血小板减少性紫癜、过敏性紫癜等。在这些疾病中以流行性出血热、钩端螺旋体病、败血症、亚急性细菌性心内膜炎、流行性脑脊髓膜炎更为常见。

这些疾病的主要鉴别点为：（1）流行性出血热为针尖大小的出血点，多见于眼结膜、软腭、颈部和腋下，其他器官可有出血倾向，伴头痛、腰痛、眼眶痛、"醉酒"面容、眼结膜充血和水肿，并有低血压、少尿和后期的多尿。（2）钩端螺旋体病为皮肤、黏膜大小不等的出血点，其他器官特别肺部有出血倾向，伴头痛、腓肠肌疼痛和压痛、眼结膜充血、肝肿大、黄疸和肾脏损害。（3）败血症皮疹以淤点为主，常有畏寒、寒战，伴肝脾肿大。（4）流行性脑脊髓膜炎出血点较大或为出血斑，可融合成小片或大片，早期即有意识障碍、抽搐和脑膜刺激征。根据以上特点，结合临床化验检查可协助诊断。

小儿发热伴结膜充血见于哪些疾病？

对儿童来讲，发热伴结膜充血最常见于川崎病（皮肤黏膜淋巴结综合征）及急性咽结合膜热。

川崎病以全身血管炎症为主要病变，除发热、双侧球结膜充血外，还可见口唇干红皲裂、杨梅舌及口、咽部有弥漫性发红，躯干部多形性红斑，急性非化脓性颈部淋巴结肿胀等。急性期可见手足硬性水肿，掌跖及指趾端红斑，恢复期于甲床皮肤移行处可见膜样脱皮，部分患儿可出现冠状动脉扩张。

急性咽结合膜热其临床表现除发热、结膜充血外，主要表现为咽炎，患儿多诉咽痛，该病多为腺病毒感染，其他如柯萨奇病毒亦可致病。

另外，临床一些发热伴出疹性疾病如麻疹、风疹、猩红热等，亦可见发热及结膜炎等症，临床要注意观察其他伴发症，以免误诊。

小儿发热伴呼吸道症状见于哪些疾病？

呼吸道症状包括咳嗽、喘息、咽痛、流涕、打喷嚏、鼻塞等。引起发热伴呼吸道症状的疾病常见有普通感冒、流行性感冒、鼻炎、咽结合膜热、气管炎、支气管炎、肺炎，以及麻疹前驱期和百日咳卡他期等。此外，某些发热疾病，例如急性病毒性肝炎、脊髓灰质炎、流行性脑脊髓膜炎、流行性出血热、钩端螺旋体病等，在其前驱期或初期有时也可出现一些上呼吸道卡他症状。

普通感冒与流行性感冒之间，以及麻疹前驱期与咽结膜热之间，特别容易混淆。其鉴别特点为：（1）普通感冒常为鼻病毒感染引起，呈散发性流行，发热和全身症状较轻，而上呼吸道卡他症状较重。流行性感冒由流感病毒感染引起，呈暴发性流行，发热和全身症状较重，而上呼吸道卡他症状较轻。（2）麻疹多见于冬春二季，前驱期可见特征性的麻疹黏膜斑，主要分布在颊黏膜上，为细小的白色斑点，周围可有红晕围绕，麻疹黏膜斑的发现对麻疹的早期诊断有决定性意义；咽结合膜热多见于夏季，无黏膜疹，一般也不出现皮疹，发热等全身症状较麻疹轻。

小儿发热伴咳喘见于哪些疾病？

发热伴咳喘是小儿比较常见的临床症状，主要见于呼吸系统疾病，如小儿毛细支气管炎、呼吸道合胞病毒肺炎、支气管异物以及支气管哮喘等疾病。

毛细支气管炎多发生于婴儿，特别是6个月以内的婴儿多见。发热一般不太高，多表现为中度发热或低热，也有的小婴儿无明显的发热。本病喘息症状一般较为突出，开始多为持续性干咳，继之气急喘促，出现鼻翼扇动，发作性呼吸困难。肺部听诊可闻及高调喘鸣音，有时可听到细湿啰音。

呼吸道合胞病毒肺炎发病年龄以2岁以下小儿多见。多数病例的热程为4～10天，中、重症者有较明显的呼吸困难、喘憋、口唇青紫及三凹征，少数重症病例也可并发心力衰竭。胸部听诊多有细小或粗中湿啰音。

支气管异物多见于婴幼儿，常有明确的异物吸入史，患儿临床可表现为剧烈呛咳、喘憋，听诊双肺呼吸音不对称，患侧呼吸音减低，合并感染时患儿可有发热。胸部数码照相可协助诊断，对于较小异物，应行纤维支气管镜诊断，并进行异物取出。

支气管哮喘常由过敏原或感染诱发，发作时主要表现为喘息症状，呼吸困难、鼻翼扇动、张口抬肩、不能平卧。合并感染时，患儿可出现发热。

小儿发热伴皮肤黄疸见于哪些疾病？

黄疸是胆红素代谢异常而致血清胆红素水平异常升高，出现皮肤、黏膜、巩膜等器官组织黄染的临床症状。溶血性黄疸、肝细胞性黄疸、阻塞性黄疸均可伴有发热。

溶血性黄疸伴有发热见于各种先天和获得性溶血性贫血急性发作，其中主要有自体免疫性溶血性贫血、疟疾（特别是恶性疟疾）、败血症、血型不合所致溶血反应、蛇毒、药物反应、G-6PD缺乏症（蚕豆病）等。

肝细胞性黄疸伴发热主要见于急性病毒性肝炎、钩端螺旋体病、回归热、肝脓肿、原发性肝癌等。

阻塞性黄疸伴发热多见于胆囊炎、胆石症、化脓性胆管炎、急性胰腺炎等。

医生可根据病史、体征，有关化验检查进一步鉴别确诊。

小儿发热伴昏迷见于哪些疾病？

昏迷是高级神经活动的极度抑制状态，表现为意识完全丧失，对外界刺激无反应。发热伴昏迷的病因中以中枢神经系统感染和中枢神经系统外严重感染为常见，对二者做出正确的鉴别十分重要。二者主要鉴别点在于前者常伴有脑膜刺激征和其他神经系统体征，后者常无脑膜刺激征和其他神经系统体征。进一步的鉴别可做脑脊液检查，前者呈炎症改变，后者脑脊液可正常。

中枢神经系统感染，如化脓性脑膜炎、流行性乙型脑炎，常有脑膜刺激征，伴有全身感染和中毒症状，可有呼吸循环衰竭，也常可伴有其他神经系统体征，可做脑脊液检查协诊。

中枢神经系统外严重感染：（1）脑型疟疾、暴发性菌痢多见于夏秋，中毒性肺炎多见于冬春，暴发性菌痢多见于小儿，其他严重感染各种年龄都可得病。发热与昏迷的关系是先有高热，继有昏迷，但脑膜刺激征呈阴性，可有全身感染和中毒症状，也可有呼吸循环衰竭。脑脊液检查无特殊改变。（2）高温重症中暑，常于夏秋高热或烈日的环境中发病，小儿体弱者多见。发热与昏迷的关系是先有高热，后有昏迷。脑膜刺激征阴性，皮肤干燥、无汗，可有循环衰竭。脑脊液检查无特殊改变。
（3）出血性疾病所致颅内出血，如急性白血病和急性特发性血小板减少性紫癜，可发生于任何季节，以学龄儿多见。发热与昏迷的关系，以上两种疾病均可先有本病所致发热，继而昏迷。当昏迷出现后，热度可更高，脑膜刺激征阴性，常伴有贫血、其他部位的出血现象、淋巴结肿大、肝脾肿大等。脑脊液检查可呈均匀血性改变。

哪些疾病在高热时会出现寒战？

多数发热的临床经过可分为 3 个时期：体温上升期、高温持续期、体温下降期。发热初期，由于调定点上移，体温调节中枢发出神经信号，通过交感神经引起皮肤血管收缩、血流减少，散热减少；同时引起寒战和代谢增强，产热增加，此为体温上升期。此期患者的临床表现为畏寒、皮肤苍白、鸡皮和寒战。

寒战是骨骼肌不随意的节律性收缩，由下丘脑发出冲动，经脊髓侧束的网状脊髓束和红核脊髓束，通过运动神经传递到运动终板而引起。该种方式可使产热量迅速增加 4～5 倍，是此期热量增加的主要来源。

寒战是高热的先声，急性细菌性感染如脓胸、肺脓肿、丹毒、胆囊炎急性发作、门脉血栓性脉管炎、细菌性肝脓肿、骨髓炎等各种急性发热性疾病，均先寒战后高热，继而出现各种疾病特有的症状。大叶性肺炎可先出现寒战，随之发生高热，体温呈稽留热型。胸痛、咳嗽、咳铁锈色痰等呼吸道症状，多在寒战和高热之后出现。个别患儿可无发热，甚至体温过低，此多见于休克型肺炎。支气管肺炎发病急者可先出现寒战再出现发热，发病缓慢者可无寒战，此时发热多为渐升型。亚急性细菌性心内膜炎在高热开始前可有寒战，并多次反复，在发生栓塞时此种现象更易出现。

小儿感染性发热主要见于哪些疾病？

发热分为感染性发热和非感染性发热。其中感染性发热应寻找感染部位和感染病原。

感染部位包括全身感染，如败血症；皮肤、软组织感染，如蜂窝织炎；淋巴结感染，如淋巴结炎；淋巴管感染，如丹毒；上、下呼吸道感染，如扁桃体炎、支气管炎、各种肺炎、肺脓肿、脓胸；耳鼻喉科感染，如咽后壁脓肿、中耳炎、乳突炎、鼻窦炎；消化系统感染，如胃肠道感染、胆道感染、腹膜炎、肝脓肿、腹腔脓肿；心血管系统感染，如感染性心内膜炎、感染性心肌炎、急性心包炎；泌尿生殖系统感染，如泌尿系感染、肾周脓肿、盆腔脓肿；神经系统感染，如各种脑膜炎、脑炎、脊髓灰质炎；骨关节感染，如骨髓炎、化脓性关节炎。

感染病原体包括各种细菌、病毒、支原体、寄生虫等。免疫功能低下、免疫缺陷病、长期使用广谱抗生素、激素及免疫抑制剂时，应注意隐匿性深部真菌感染和卡氏肺孢子菌感染。

小儿非感染性发热主要见于哪些疾病？

非感染性发热可见于以下几种疾病：（1）风湿性疾病：常见有风湿热、幼年型特发性关节炎全身型、系统性红斑狼疮、结节性多动脉炎、皮肌炎、川崎病等；（2）恶性肿瘤、烧伤、严重创伤等；（3）大量失血失水：如脱水热，使有效循环血量减少而致散热障碍，体温升高；（4）肌肉运动过强：如剧烈运动、严重惊厥或癫痫大发作后，体温可升高；（5）体温调节功能障碍：如颅脑损伤、颅内出血、暑热症；（6）生物制品：如血液制品、疫苗等高分子异体蛋白致发热；（7）内分泌功能异常：如甲状腺功能亢进等；（8）散热障碍：可见于皮肤疾患及外胚层发育不良而缺乏汗腺不能散热的患儿。

小儿长期低热的原因是什么，应如何进行鉴别诊断？

长期低热是指小儿低热持续2周以上，导致小儿长期低热的疾病很多，概括起来，有器质性疾病所致，也有功能失调所致。

在器质性疾病所致的长期低热中，以慢性感染最为常见，如结核感染、慢性肾盂肾炎、慢性鼻窦炎、寄生虫感染，这些都是由于感染因素而导致的低热，治疗应针对引起感染的病原体采取相应的措施。还有一些非感染因素也可以导致小儿长期低热，如贫血、恶性肿瘤、甲状腺功能亢进、系统性红斑狼疮、风湿热等，对这些非感染原因而导致的低热，应首先进行详细的检查，明确诊断，治疗引起低热的原发病。

功能失调所致的长期低热原因可能与体温调节中枢功能紊乱或植物神经功能紊乱有关，这类低热的特点是早上及上午体温高于午后及晚上，常伴有多汗、乏力、食欲不振、烦躁等症状，但检查无异常体征。

家长如果发现孩子有低热症状，应认真观察，每日多次给孩子测量体温，并做好记录，以便找出发热的规律，为诊断提供依据。同时，家长还应注意观察除低热以外的伴随症状，如饮食、二便、精神状态、是否出现过皮疹等情况，并及早就诊。

医生对长期低热的孩子应认真进行体检，尤其应注意扁桃体、浅表淋巴结有无肿大，心脏听诊有无异常，肺部听诊是否有啰音，肝脾是否肿大等。对长期低热的患儿，一般情况下，应首先检查血中白细胞、红细胞和血小板是否在正常范围，如果白细胞和中性粒细胞增高，应考虑低热是否由于感染所致，如果红细胞和血红蛋白降低，应考虑是否由于贫血所致。其次，对长期低热患儿应作结核菌素试验，并拍胸部 X 线片，以排除结核感染。另外，血沉、C-反应蛋白、抗链 O 等检查对小儿结缔组织病的诊断也有一定的参考价值。

小儿发热会导致肺炎吗?

小儿发热多见于病毒或细菌引起的上呼吸道感染。如果抵抗力低下，或入侵的病毒、细菌毒力强大，感染可向下蔓延，转化为气管－支气管炎或肺炎，出现咳嗽、咳痰、胸痛、气急等症状。此外，其他部位的感染，如尿路感染、肠道感染、脑炎、皮肤感染等也可引起发热。当病变严重发生败血症时，也会波及肺部，引起肺部感染。大概这就是人们以为发烧会"烧"出肺炎、"烧"坏肺的原因。但其实，发热与咳嗽一样，不过是一种症状，是疾病的一个表现，而不是原因。那些肉眼看不见的病原微生物，才是真正的"罪魁祸首"。而肺炎一般都会出现发热的表现，发烧不是判定肺炎的依据，如果咳嗽、咳痰经久不愈，要警惕肺炎的可能，应去医院做详细的肺部影像学检查才能确诊或者排除。

小儿发热会烧坏脑子吗?

父母常常因孩子发热而焦虑，每次孩子一发热，就立马采取各种行动降温，不外乎是存在一个传统观念，认为孩子发烧会烧坏脑子。但人体的大脑细胞可以承受的高温达 41.6℃，超过这个极限高温，大脑才有可能因为高温发生异常，造成脑子损坏。但高烧到一定程度，人体自身会产生一种保护机制，自动降温。因此发热并不会烧坏脑子。

那么使脑子坏了的是什么呢? 如果是某种病毒或细菌感染引起了脑膜炎或脑炎，这种疾病的本身会让患儿的脑部有一些实质的变化，可能会有一些后遗症，就是我们常讲的"烧坏脑子"。所以，真正造成孩子"脑子坏了"的是脑膜炎或脑炎。另外，由于儿童大脑发育不完善，高热时易出现惊厥，这也让许多家长对发热恐慌，但事实上，单纯的高热惊厥一般不会对孩子的大脑造成损伤，目前国际指南并不推荐为预防高热惊厥而使用退热剂。

小儿预防接种后为什么会发热？

疫苗是含有非致病性抗原物质的生物制剂，是改变了病原体及其毒性产物，使其成为无毒但同时不丧失其抗原性的物质。因此对于人体来说，疫苗与细菌、病毒一样，是外源性致热源，可以诱导宿主细胞（包括吞噬细胞、网状内皮细胞、淋巴细胞、上皮细胞及成纤维细胞）产生能引起发热的介质（即内源性致热源），如白细胞介素1、白细胞介素6及肿瘤坏死因子等，经前列腺素E的作用，调节下丘脑体温中枢的调定点，使体温上升至发热的水平。但疫苗不同于细菌、病毒等病原体的是其不具有致病性，没有侵袭力，因此，接种疫苗后引起的发热一般为一过性的低热，不需要特殊处理。

如何判断预防接种后发热？

预防接种后的发热多于接种后数小时至24小时内发生，一般持续1～2天，很少超过3天以上，大多为低热或者中度发热，少有高热。有些减毒活疫苗接种后会出现类似轻症疾病表现，例如接种流感减毒活疫苗后，可出现一过性流感样表现；接种麻疹减毒活疫苗后出现发热和一过性皮疹等。轻症全身反应无需特殊处理。发热者嘱其多饮温开水，辅以物理降温，热度较高者可口服退热剂。但如果孩子接种疫苗后反应强烈，且症状持续时间很长，家长就要考虑是不是合并有其他疾病，应及时到医院就诊。

小儿麻疹发热怎么判断？

麻疹是由麻疹病毒引起的病毒感染性传染病，在我国法定传染病中属乙类传染病，主要临床表现有发热、咳嗽、流涕等卡他症状及眼结合膜炎，特征性表现为口腔麻疹黏膜斑及皮肤斑丘疹，在人口密集而未普遍接种疫苗的地区易发生流行。

典型麻疹分为四期。(1) 潜伏期约 10 天，潜伏期内体温可轻度上升。(2) 前驱期一般为 3～4 天，出现类似上呼吸道感染症状，如发热、咳嗽、流涕、流泪、咽部充血等，以眼症状突出，结膜发炎、眼睑水肿、眼泪增多、畏光、下眼睑边缘有一条明显充血横线 (Stimson 线)，对诊断麻疹极有帮助。麻疹黏膜斑在发疹前 24～48 小时出现，为直径约 1.0mm 灰白色小点，外有红色晕圈，开始仅见于对着下白齿的颊黏膜上，但在一天内很快增多，可累及整个颊黏膜并蔓延至唇部黏膜，黏膜疹在皮疹出现后即逐渐消失，可留有暗红色小点；偶见皮肤荨麻疹，隐约斑疹或猩红热样皮疹，在出现典型皮疹时消失；部分病例可有一些非特异症状，如全身不适、食欲减退、精神不振等。但体温稍有下降。婴儿可有消化系统症状，如呕吐、腹泻等。(3) 出疹期多在发热后 3～4 天出现。体温可突然升高至 40～40.5℃，皮疹为稀疏不规则的红色斑丘疹，疹间皮肤正常，出疹顺序也有特点，始见于耳后、颈部，沿着发际边缘，24 小时内向下发展，遍及面部、躯干及上肢，第 3 天皮疹累及下肢及足部。病情严重者皮疹常融合，皮肤水肿，面部水肿变形。大部分皮疹压之褪色，但亦有出现淤点者。全身有淋巴结肿大和脾肿大，并持续几周，肠系膜淋巴结肿大可引起腹痛、腹泻和呕吐。阑尾黏膜的麻疹病理改变可引起阑尾炎症状。疾病极期特别是高热时常有谵妄、激惹及嗜睡状态，多为一过性，热退后消失，与以后中枢神经系统合并症无关。此期肺部有湿性啰音，X 线检查可见肺纹理增多。(4) 出疹 3～4 天后皮疹开始消退，消退顺序与出疹时相同，为恢复期。在无合并症发生的情况下，食欲、精神等其他症状也随之好转，体温减退。皮肤颜色发暗，疹退后，皮肤留有糠麸状脱屑及棕色色素沉着，7～10 天痊愈。

健
康
中
国
·
名
家
科
普

第三章
小儿发热的治疗

小儿发热的治疗原则是什么？

治疗小儿发热时应该遵循的原则有：

（1）物理降温原则：物理降温作用迅速、完全，尤其适用于高热患儿。在积极寻找发热病因的同时，可通过温水擦浴、温水浴等物理降温方法进行降温。尤其对于年龄小于 3 个月的婴儿，应首选物理降温方法。

（2）用药原则：儿科常用的退烧药有布洛芬及对乙酰氨基酚两种。年龄大于 3 个月，体温高于 38.5℃和（或）出现明显不适时，可以采用退热剂退热。对于严重持续性高热的孩子，可适当采用上述两种退热剂交替使用。曾有高热惊厥史的孩子，应积极退热以防止体温过高再次诱发惊厥，体温达到 38.0℃时即可使用退热药降温。

此外，在给孩子降温的同时应积极寻找孩子发热的原因，在医师指导下使用药物，要密切观察患儿的病情变化及治疗中的药物反应，随时决定是否需要调整用药类型。

小儿发热的治疗有几种方法？

小儿发热的治疗主要分为两大类：物理降温及药物降温。

家庭常用的物理降温方法有：（1）多喝温开水、降低室温、松散衣被。给患儿多喝温水，补充体液，这是最基本的降温方法，使用有效，适合所有发热的孩子。（2）温水擦拭，即用温毛巾擦拭全身，同样适用于所有发热的孩子。（3）温水浴：给孩子洗个温水澡也可以很好地帮助孩子降温。

药物降温的使用有技巧、有原则，最好在医师的指导下使用。退烧药物分为口服药、栓剂和针剂。口服药较温和，使用最普遍。栓剂是从肛门塞入的药物，主要由直肠吸收，起效比较快，如果孩子拒绝口服药或无法口服药物，可选择退热栓。对于大多数发热的孩子，一般不建议首选针剂的退烧药物。

如何做到发热时有效地物理降温？

给孩子物理降温时，做到以下这些才能达到有效降温。在患儿体温上升的过程中就应该尽早开始进行物理降温，物理降温适用于任何温度的发热患儿。温水擦拭时的水温应控制在 32～34℃比较适宜，擦拭的重点部位在颈部、腋下、腹股沟等处，擦拭时用力要均匀，轻轻按摩几下可以促进血管扩张，有利于散热。温水擦拭的同时要鼓励孩子多喝温开水。给孩子洗温水澡时，水温约比孩子的体温略低，应擦拭至皮肤略微发红。此外，室内环境温度不宜过高，同时保持适宜湿度，孩子的衣服不宜穿得太多，被子不要盖得太厚，应使孩子的皮肤与外界空气尽量大面积的接触，有利于降温，这种方法尤其适用于小婴儿，但如果孩子发热时伴随有畏寒、寒战的表现，则应先给孩子保暖。

用酒精擦身体降温是否科学?

孩子发热时,用酒精擦身体的方法是不科学的。无论是可食用的白酒、工业酒精,还是医用酒精,即使是稀释过的,都不适用于给孩子进行物理降温。因为小儿的体表面积相对较大,皮肤娇嫩、通透性较强,皮下血液循环较为旺盛,并且发热时全身毛细血管处于扩张状态,对涂在皮肤表面的酒精有较高的吸收力,因此酒精经皮肤更容易吸收。如果酒精擦拭时间长,擦拭面积又大,导致酒精经皮肤大量吸收进入血液循环,对于婴幼儿来说容易产生酒精中毒。此外,有些孩子可能会对酒精过敏,从而引起全身不良反应,如皮疹、瘙痒等。个别孩子因酒精擦浴兴奋迷走神经可引起反射性心率减慢,甚至导致心跳骤停等危及生命的严重后果。因此,孩子发热时不推荐酒精擦身体进行降温。

怎样用温水擦拭降温?

温水擦拭降温是一种很好的物理降温方法,适用于各年龄阶段的孩子。擦拭时应将孩子置于适宜的环境温度及湿度中,室温应保持在 20 ~ 22℃,湿度应保持在 50% ~ 60%,避免过热、过干。在夏季,如条件许可,将孩子置于空调房内或置冰块于室内,室内地板洒凉水。小婴儿忌用厚被包裹,高热时应松开包裹,解开领扣与裤带,以利散热。幼儿忌穿衣过厚,衣着被褥要适宜,睡觉时应脱去一些衣服以免起床后着凉。温水擦拭时水的温度应控制在 32 ~ 34℃比较适宜,擦拭至皮肤略微发红,可反复多次擦拭,在擦拭的过程中注意监测体温变化。擦拭的重点部位有颈部、腋下、腹股沟等处,应避免擦拭心脏的部位。擦拭时用力要均匀,轻轻按摩几下可以促进血管扩张,有利于散热。温水擦拭的同时要鼓励孩子多喝温开水,以防出汗过多或散热时体液蒸发过多导致脱水。

为何推荐 38.5℃时就应服用退热药物?

发热是机体对外界刺激产生的一种应激性反应, 若持续发热或严重高热, 超出了机体代偿调节能力, 孩子的各个脏器功能可出现多种紊乱症状。例如高热使各种营养素的代谢增加, 耗氧量加大, 产热过多, 可引起心血管系统、消化系统等的功能改变, 并在临床上产生相应的症状。同时, 因为孩子的代谢功能失衡, 可出现营养缺乏, 使抵抗力进一步下降, 疾病进一步加重。此外, 高热后颅内压增高, 大脑皮质过度兴奋或过度抑制, 可能导致高热惊厥的发生, 造成神经系统损害。当体温超过 41℃时, 会使脑细胞出现永久性损害, 甚至出现其他严重并发症, 如肺水肿、脑水肿、肝功能衰竭等, 严重者可导致死亡。

当体温低于 38.5℃时一般不用退热药, 可采用物理降温的方法来退热 (反复发作的高热惊厥患儿除外), 而当体温高于 38.5℃时, 则应采用退热药来降温。

常用降温药物有哪些?

目前世界卫生组织仅推荐对乙酰氨基酚和布洛芬作为安全有效的退热药在儿科应用。

对乙酰氨基酚又称扑热息痛, 是世界卫生组织推荐的 2 个月以上患儿的首选退热药, 其剂型多, 疗效好, 耐受性好, 不良反应少, 相对安全, 口服给药吸收迅速完全, 并有多种剂型可供选择, 如口服滴剂、口服液、肛门栓剂等, 以满足不同的给药方法及孩子的口味。

布洛芬的退热效果快而平衡, 也有口服滴剂、口服液、栓剂等多种剂型, 也是相对安全的退热药物。

对于年龄大于 6 个月的孩子, 布洛芬与对乙酰氨基酚的退热效果和安全性相似, 两种药物均可选用。若使用一种退热药物降温, 可 4 ～ 6

小时使用一次，24 小时内使用不超过 4 次。对于严重持续高热的孩子，可适当采用两种退热剂交替使用。

什么是人工冬眠疗法降温？

人工冬眠是一种医疗方法，是以药物（如哌替啶、氯丙嗪、异丙嗪等）和物理降温（头戴冰帽，颈部、腹股沟、腋下、腘窝、肘窝处放置冰袋等方法）相结合的一种降温方法。人工冬眠可以降低脑耗氧量和脑代谢率，改善脑细胞膜通透性，增加脑对缺氧的耐受力，防止脑水肿的发生和发展，使机体处于"冬眠"状态（如类似过冬的青蛙等动物）。人工冬眠具有强有力的中枢神经保护性抑制作用，能使机体沉睡、降温、代谢率降低、耗氧量减少。

冬眠疗法降温主要适用于重症感染所致的持续高热不退或伴惊厥者，如中毒型细菌性痢疾、病毒性脑炎、化脓性脑膜炎等患者。人工冬眠可以改善微循环，为原发病的治疗争取时间。患儿冬眠期间一定要有专人看护，密切观察体温、呼吸、脉搏、血压、面色、瞳孔的变化，发现问题及时处理。

哪些中药治疗小儿发热效果好？

中医与西医对于导致小儿发热的机制认知及治疗原则不同。中医学认为，小儿发热主要是由于感受外邪，邪气入里化热，邪热炽盛所致。治疗小儿发热，一般采用清热解毒的方法。中药口服、中药外敷及中药灌肠均为中医治疗小儿发热的方法。口服药物有荆防败毒散、银翘散等，还有银黄颗粒等中成药。中药外敷是用石膏、栀子等中药研成细面，调和成膏，外敷于病变部位或特定穴位降温。中药灌肠是使用中药制成的灌肠液通过肠道吸收中药及物理降温的方法降温。

目前关于这些方法治疗小儿发热的临床研究较少，相关作用机制、确切效果及不良反应尚不明确。权威的小儿发热诊疗指南及专家共识中也并未推荐中医相关治疗方法作为发热的治疗手段。因此，孩子发热时，应以积极物理降温及口服退热药为主，可在医生的指导下辅以相对安全的中成药对症治疗。

小儿发热可以喝葡萄糖水吗？

孩子发热时新陈代谢加快，营养物质的消耗大大增加，体内水分的消耗也明显增加，同时胃肠蠕动减慢，使消化功能明显减弱。这个时候，孩子会出现食欲减退的现象，吃饭、喝奶比平时少，这时家长可以适量给孩子喝一些葡萄糖水，以保证小儿基础代谢热量的需要。此外，如果孩子应用退热药后出现大量出汗的情况，为了预防脱水，还应该在葡萄糖水中加入适量的食盐，以补充电解质和水分丢失。但是，家长应该注意，葡萄糖水只能短期适量补充，否则会影响孩子食欲以及对其他食物的消化和吸收，如果过量饮用，还可能引起血糖升高，引起一过性糖尿，而发生口渴、多饮、多尿症状。因此，孩子发热时可以适量口服葡萄糖水，但不能长期过量饮用；患有糖尿病的孩子，不宜随意口服葡萄糖水。

一发热就让医生给孩子输液，对吗？

孩子发热时是否需要输液，应该及时去医院就诊，完善相关检查，由医生结合孩子的病情而定。孩子发热时并非一定要输液，静脉输液也并非最好的选择。孩子发热时的用药原则是能口服给药则不肌注给药，能肌注给药则不静脉给药。

静脉输液通常适用于以下几种情况：（1）严重细菌感染，炎症指标高，小婴儿容易出现脓毒症等严重后果。(2) 发热伴有严重腹泻、呕吐，引起无法进食、脱水、电解质紊乱，需要通过输液纠正脱水，补充体内的电解质。(3) 比较紧急、危重的疾病，比如急性喉炎、重症肺炎、惊厥、意识障碍等疾病，发病比较急，病情危重，或口服给药困难，需要尽快静脉使用抗生素、激素或镇静剂等药物，以避免孩子病情恶化，危及生命。

小儿发热输液时应注意什么？

在孩子输液时应注意以下几点：(1) 输液过程中，家长应照顾好孩子。避免因孩子哭闹导致针头脱落或堵塞引起输液部位局部肿胀等不良反应。(2) 有些药物可能引起恶心、腹痛等胃肠道反应，有些药物可能引起过敏反应，所以在输液过程中应注意观察，如果输液过程中发现孩子身体不适，如出现皮疹、皮肤瘙痒、面色苍白、发绀、大汗淋漓，或昏迷、抽搐等，应立即告知护士及医生，以便医务人员及时采取救治措施。(3) 注意输液管是否扭曲、受压，还要注意输液瓶悬挂位置不能太低。为了保障孩子的输液安全，家长不要随意调节输液速度。(4) 所有液体都应当天输完，切勿带走，输液结束后，待护士拔出针头，用棉球按压针口皮肤 5 ～ 10 分钟，确保没有出血方可带孩子离开。(5) 应严格遵守医嘱，并按疗程输液。

小儿发热时需要用抗生素吗？什么情况下才能使用抗生素？

孩子发热时是否需要用抗生素，应到医院完善血常规等相关检查后，由医生结合孩子病情，做出专业判断。

抗生素的使用需要遵循严格的指征，大多数上呼吸道感染的孩子为病毒感染，不需要使用抗生素。细菌、支原体等病原感染时需要使用抗生素。如果血常规提示白细胞、C- 反应蛋白等炎性指标升高，细菌感染的可能性比较大，可能需要应用抗生素。所以，持续发热的孩子需要及时到医院就诊，检测血常规，由医生结合孩子的病情判断是否需要应用抗生素，以及应使用哪类抗生素，不要在未完善相关检查，发热原因不明确的情况下自行在药店购买抗生素给孩子服用。如医生建议使用抗生素治疗，则应按照医嘱用药，不要自行随意更改药物剂量及疗程。

小儿热性惊厥怎么办？

小儿热性惊厥的表现为突然意识丧失，呼之不应，双眼紧闭或凝视，全身僵硬抖动，口吐白沫，伴或不伴大小便失禁。如果孩子有高热惊厥的病史，发热时家长应给孩子积极降温，体温达到 38.0℃时就应口服退热药，尤其应避免孩子体温骤升骤降。如果孩子在家中出现惊厥表现，应保持环境安静，减少对患儿刺激，切忌搂抱、按压孩子，切勿用力摇晃孩子，更不可将孩子抱起或高声呼叫。保持呼吸道通畅，抽搐期间口腔分泌物增多，应立即让孩子去枕平卧，解开领口，头偏向一侧，使分泌物自动流出，或者由家长帮助孩子清理口鼻腔分泌物，防止呕吐物或唾液吸入呼吸道而引起窒息，可用金属匙柄或筷子裹以手帕、布条等置于孩子上、下白齿之间，防止舌咬伤，然后立即将孩子送往医院，在就诊途中仍需积极降温。

小儿预防接种后发热如何处理？

接种疫苗后，由于疫苗本身的特性，少数孩子可于接种后出现体温升高，一般持续 1～2 天，很少超过 3 天。那么，预防接种后出现发热应该怎样处理呢？首先，应该判断孩子的发热程度如何。一般体温低于

38.5℃，孩子无明显其他不适，可以积极给孩子进行物理降温，适当多饮水，因为这种发热属于正常反应，短时间内即可消失。如果体温高于38.5℃，可以酌情给予口服退热药，同时要让孩子多饮水。这种预防接种后发热一般持续时间很短，属于反应性发热，一般不必应用抗生素治疗。如果发热持续不退，或有逐渐增高的趋势，接种疫苗的部位出现严重反应，如局部红肿化脓；或孩子除了发热还伴有明显不适，如头痛、眩晕、乏力、恶心、呕吐、腹泻等，应考虑是否在此期间合并了其他的感染。这些情况下均应立即带孩子至医院就诊。

小儿发热的治疗效果取决于哪些方面？

小儿发热的治疗效果和很多因素相关，如孩子机体本身的免疫力，引起发热的原发病，以及是否进行了合理的治疗。

对于上呼吸道感染等常见病，如果孩子免疫力正常，家长及时给予物理降温或正确口服退热药物后可以很快好转。而免疫力差的孩子病情易加重，病程易迁延，治疗效果较差。

此外，引起发热的原发病的类型不同，发热的治疗效果也不一样。感染性疾病导致的发热根据致病原的种类、毒力、感染途径、感染严重程度等不同，如流感病毒感染引起的流行性感冒导致的发热可能比普通感冒程度高，耐药细菌感染比普通细菌感染所引起的发热治疗效果欠佳。另外，一些非感染性疾病，如风湿全身型幼年特发性关节炎、系统性红斑狼疮等疾病可有长期非感染性发热表现，常规退热治疗效果欠佳。

家长是否给孩子做了有效的物理降温，是否正确、合理地使用退热药也是影响发热治疗效果的一个因素。因此，应该从提高孩子自身免疫力、积极治疗原发病、进行合理的降温治疗多个方面治疗发热。

小儿发热后期会出现哪些常见并发症?

小儿发热后期的并发症首先取决于原发病。如重症肺炎发热后期可以合并胸腔积液、脓胸、肺脓肿等;部分脑膜炎、脑炎患儿发热后期可合并脑积水;川崎病的患儿可合并冠状动脉扩张等。此外,一些常见并发症有脱水、胃肠道功能紊乱、乏力等。脱水不仅使退热困难,还会影响新陈代谢和血液循环,发生酸中毒、意识障碍等。所以孩子发热时,家长应注意给孩子补充水分,可鼓励孩子多喝温开水、糖盐水或口服补液盐。发热本身可造成胃肠功能紊乱,加上口服退热药或使用一些有胃肠道不良反应的药物,后期可能出现食欲差表现,此时孩子的饮食应以清淡卫生的碳水化合物,如米汤、米粥等为主。此外,发热时体能会大量消耗,后期孩子可能出现一过性乏力、睡眠多等表现,若能很快好转,常是孩子体能恢复的表现,但如果长时间不缓解,或出现精神反应差,甚至嗜睡、昏迷等,则应及时到医院复诊,以免延误病情。

第四章
小儿发热的保健护理

小儿发热过程中如何监测和护理？

对于发热小儿需监测体温，注意体温升高的程度和变化规律，注意观察呼吸、心率和意识状态。此外，需注意观察患儿的病情，是否存在周身发冷、寒战等情况；唇色和面色如何；观察小儿全身的皮肤是否存在皮疹。同时观察小儿的出汗情况、出汗量和时间。

在护理方面，应注意保证宝宝休息时间，保证室内空气流通，让新鲜空气进入室内，可以降低病菌在空气中的浓度。减少亲友的探视，降低交叉感染的可能性。鼓励多饮水，以补充体内丢失的水分，同时可以带走体内的部分热量和细菌毒素。注意宝宝的口腔卫生。发热时口腔中的细菌容易繁殖，注意饭前漱口，饭后可以用盐水漱口或刷牙。小儿发热时营养物质和水分消耗增多，建议给予容易消化吸收、营养高的流食或者半流食，例如牛奶、米糊、面条汤等。同时应避免食用辛辣、油腻的食物，因为发热时儿童的胃肠道功能较弱，容易出现消化功能障碍。

出现什么情况需要带孩子去医院？

年龄越小的儿童，体温的调节中枢发育越不完善，发热需要引起足够的重视。婴儿体温高于38℃时建议去医院就诊。年龄稍大的儿童，若不伴有其他不适，可以在家观察2～3天。

当出现以下情况时，建议及时去医院就诊：体温超过40℃，高热状态不易缓解；发热超过72小时；伴有精神烦躁、哭闹，不易安抚；精神极度兴奋；出现惊厥；宝宝皮肤可见皮疹或出血点；持续排稀便，次数多，每次稀便的量多；伴有呕吐，呕吐次数多，呕吐物量大；口唇发紫；呼吸困难，婴儿口唇可见白色泡沫；四肢无力或有疼痛感，不喜动，或是拒绝活动；饮食量少或拒食，拒绝饮水，排尿少，哭时泪少或无泪；头痛，严重时候以手击头，耳朵痛或是颈部疼痛，颈部有僵硬感。

总之，当宝宝出现发热时，家长不要惊慌，先给宝宝测量体温，必要时服用退烧药物，给孩子多饮水，监测体温，注意观察孩子的呼吸、精神状态等一般情况，同时注意是否存在咳嗽、惊厥、呕吐、排稀便等情况。

小儿热退后如何进行调理？

小儿热退后身体状态尚未完全恢复，因此小儿热退后仍需要调理(1)饮食调理。因发热时消化液分泌减少，影响正常的消化吸收功能，热退后消化功能无法一下子恢复到正常状态，因此仍需给予易于消化的食物，再逐渐过渡到正常饮食。(2)相关伴随症状的调理。例如呼吸道感染的病人往往伴有咳嗽、咳痰等呼吸道症状，热退后仍会持续一段时间，家长莫要惊慌，对于年龄稍大的患儿，可以在医师指导下给予止咳药物，但对于轻微咳嗽的小婴儿，不宜使用大量止咳的药品。(3)保持居所清洁、安静，温度适宜，适度通气，减少亲友的探视互访，防止交叉感染，有利于促进小儿身体状态恢复至正常。

小儿发热期间如何安排饮食？

小儿发热时最重要的是补充水分。小儿发热时通常出汗较多，机体水分丢失增加，小儿的身体发育尚不成熟，保持水分的机能尚不成熟，容易出现脱水情况。可以鼓励宝宝多喝凉或温开水，或是果汁等饮料，也可以喝母乳、牛乳。

小儿发热时常伴有食欲下降，父母和家人莫要惊慌，宝宝不想吃的时候不用勉强，首先保证饮足够的水，等症状减轻后，自然会有食欲。小儿发烧时候营养物质和水分消耗增多，建议给予容易消化吸收、营养高的流食或者半流食，例如牛奶、米糊、面条汤等，补充营养的同时不会造成胃肠负担。在饮食搭配方面，注意以容易消化的淀粉类食物为基础，配合软烂的蔬菜和优质的蛋白质。同时应避免食用辛辣、油腻、纤维多、口感硬的食物，因为发热时儿童的胃肠道功能较弱，容易出现消化功能障碍。

小儿发热时需要每天清洁口腔吗？

小儿发热时机体消化功能减低，通常建议给予软烂易消化的流质或半流质饮食，以及果汁饮料等。这些食物容易附着在口腔周围的黏膜上，成为细菌等发育的温床。小儿发热时免疫力低下，皮肤黏膜的屏障功能也差，容易因为感染等因素引起口腔黏膜的损伤和疾病。因此，发热时需要注意宝宝的口腔卫生，做好口腔清洁。

对于年龄较小的宝宝，在喂奶或喂果汁后，可以再喂些白开水，冲淡口腔黏膜上的食物，降低感染发生的可能，同时防止鹅口疮的产生。对于稍大的宝宝，注意饭前漱口，饭后可以用盐水漱口或刷牙，爸妈应该积极帮助宝宝养成好的口腔卫生习惯，做好口腔清洁，减少继发感染的可能。

对于经常发热的小儿平时如何调护？

发热是一种正常的免疫反应，一定程度上可以增强机体的免疫力。对于经常发热的宝宝，应积极寻找发热的病因，注意是否存在免疫功能低下的问题，去除病因，并积极治疗原发疾病，切莫自行服用各种药物。免疫力低下时，机体对病原体的抵抗和清除能力受到影响，宝宝容易反复感染而出现发热。经常发热的宝宝平时应注意多饮水，多吃水果蔬菜，适当多吃富含蛋白质的食物，注意营养均衡。积极进行户外活动，适当增加体育锻炼，增强体质，提高机体免疫力。换季时候注意避免去人多的场所，例如商场等，减少交叉感染的可能。此外，衣物不要穿太厚，根据气候变化增减衣物，保持室内空气的新鲜和流通。按照地区的保健要求进行疫苗的接种。帮助宝宝养成良好的口腔卫生习惯，做好口腔清洁。

小儿发热会影响生长发育吗？

小儿发热对生长发育的影响需要考虑引起发热的原发病。一些疾病可以引起胃肠道消化吸收功能的障碍，使发育的机体缺乏足够的能量供应，影响生长发育。一般急性疾病对生长发育的影响是暂时的，在身体营养状况良好时，可以很快恢复。有些疾病对生长有影响，但一般可以恢复，例如患腹泻、下呼吸道感染时，宝宝由于进食不足，胃肠道消化吸收功能受到干扰，发热时候机体能量消耗增多，引起体重下降，体重的恢复和疾病的严重程度、病程长短有关。儿童若发生反复感染，引起慢性疾病，尤其在伴有营养状况不佳时，通常可使生长发育明显受阻。需要积极预防婴儿腹泻和反复呼吸道感染的可能。尤其是在儿童生长发育的关键时期，要积极预防常见病和多发病，及早治疗，减少对生长发育的损害。

小儿发热时怎样保持肠道通畅？

小儿发热时通常存在拒食、不愿饮食的情况。进食太少时，可使大便干燥。此外，由于发热时胃肠道功能较弱，容易出现消化功能障碍，饮食上通常建议给予容易消化吸收、营养高的流食或者半流食，例如牛奶、米糊、面条汤等，而米粉、面粉类食物和谷物类食物相比，易于引起便秘。当出现大便干结、排便不通畅时，可以适当增加食物中水果、蔬菜的比例，但注意循序渐进，不要加重胃肠道消化吸收的负担。肠道不通畅时，宝宝会存在肠道菌群失调，减慢肠道蠕动，因此可以在医师的指导下服用益生菌，改善肠道菌群，刺激肠蠕动，有助于通便。此外，爸爸妈妈们在平时应注意帮助宝宝养成规律的生活习惯，按时排大便。养成良好的饮食习惯，避免挑食和偏食，合理饮食，增加富含膳食纤维的食物，例如蔬菜、水果等的摄入。

小儿发热伴消化不良怎么办？

小儿发热时通常胃肠道功能较弱，容易出现消化不良，此时由于食物经胃肠道消化吸收存在障碍，营养物质无法被机体摄取。因此，饮食上建议给予容易消化吸收、营养高的流食或者半流食，例如牛奶、米糊、面条汤等。注意饮食搭配，食物以容易消化的淀粉类食物为基础，配合软烂的蔬菜和优质的蛋白质。同时应避免食用辛辣、油腻、纤维多、口感硬的食物。发热时应鼓励宝宝多喝凉或温开水，或是果汁等饮料，也可以喝母乳、牛乳，补充水分，促进身体恢复。当病情好转后，宝宝的消化不良通常可以得到改善。需要注意的是，宝宝热退后，消化功能无法一下子恢复到正常状态，因此饮食上仍需给予易于消化的食物，并逐渐过渡到正常饮食。突然补充大量食物会增加胃肠道的负担，进一步加重消化问题。

小儿发热伴腹泻怎么办？

腹泻是由多病原多因素引起的消化道疾病，表现为大便性质和次数的增多。发热腹泻最常见的病因是感染性腹泻，病原体以致泻性大肠埃希菌、轮状病毒最为常见。不同的病原体感染后临床表现不一，除了发热、排稀便，有的孩子还会出现呕吐。对于有腹泻而无脱水的宝宝，可以在家里治疗，治疗原则是：腹泻一开始就要给宝宝口服更多的液体以预防脱水，可以口服补液盐溶液；给患儿足够的饮食以预防营养不良；适当补锌；密切观察病情变化。值得注意的是，若宝宝持续发热、呕吐、腹泻，容易导致脱水和电解质紊乱，出现精神萎靡、精神淡漠、嗜睡、休克等严重症状。所以当家长发现宝宝（特别是年龄较小的婴幼儿）出现上述表现时，最好及时就医，在医生的指导下合理用药，尽快控制病情，缓解症状，改善预后。

小儿发热伴尿频、尿急怎么办？

尿频是指排尿次数增加而尿量没有增加，当伴有发热、尿急时，最常见的病因是泌尿系统感染，以婴幼儿最常见。本病是由于细菌直接侵入宝宝尿路而引起的炎症，是小儿常见的感染性疾病，容易反复发生，导致肾脏瘢痕形成，这些因素可能导致成年后发生高血压和肾衰竭。2岁以下的婴幼儿泌尿系感染后更容易发生肾脏损伤，需要家长的足够重视。当家长发现宝宝出现发热、尿频、尿急表现时，要多饮水，鼓励宝宝勤排尿，减少细菌在膀胱内停留的时间，并且要及时就医，积极诊断和治疗。在医生的指导下，积极控制感染，防止复发，去除引起感染的诱因，对于有先天性或后天性尿路结构和功能异常的宝宝，应及时予以纠正，从而减少对肾脏的损害，改善预后。

Chapter 5 第五章

小儿发热的预防

预防小儿发热具体有哪些方法？

小儿发热常见病因是感染。最常见的感染性疾病是呼吸道感染，其次是腹泻。非感染性疾病引起的发热包括结缔组织病、过敏反应等，需要在医生指导下进行积极的治疗。对于感染性疾病引起的发热，在一定程度上是可以预防的。具体的预防方法包括：平时应注意洁净饮食，因为进食不干净的食物后会增加肠道感染的可能；多饮水，多吃水果蔬菜，适当多吃富含蛋白质的食物，注意营养均衡；积极进行户外活动，适当增加体育锻炼，增强体质，提高机体免疫力；换季时候注意避免去人多的场所，例如商场等，减少交叉感染的可能。此外，衣物不要穿太厚，根据气候变化增减衣物，保持室内空气的新鲜和流通。按照地区的保健要求进行疫苗的接种。帮助宝宝养成良好的口腔卫生习惯，平时做好口腔和肛周的护理。

小儿发热和季节有关吗？

小儿发热的原因以感染最为多见。不同病原体的流行季节不同。例如，流感病毒可引起急性呼吸道传染病，一般在冬春季节流行，冬季流行时病情较重。儿童下呼吸道感染最常见的病原体是呼吸道合胞病毒，我国北方多见于冬春季，南方多见于夏秋季节。腹泻是多种病原体引起的消化道疾病，仅次于呼吸道感染，在我国属于第二位多发病。调查结果显示，在我国腹泻每年有两个发病高峰，一个高峰发生在 6～8 月，另一个高峰发生在 10～12 月，主要病原体是轮状病毒。流行性腮腺炎也可导致发热，以冬、春季为流行高峰，其他季节也有散发病例。流行性乙型脑炎是由乙脑病毒引起的中枢神经系统的急性传染病，其流行有严格的季节性，主要见于夏季、秋季，约 90% 发生在 7～9 月这三个月，南方提前一个月。以上列举了几种可引起小儿发热的常见感染性疾病，在病原体的流行季节，宝宝容易患病而出现发热等症状。

经常感冒的小儿更容易出现发热吗？

上呼吸道感染简称上感，狭义上讲就是我们所说的普通感冒，是小儿最常见的急性呼吸道感染性疾病。常见病因有：（1）病原体感染，例如病毒、肺炎支原体、细菌感染等；（2）营养不良，缺乏运动锻炼，过敏体质的宝宝，身体防御力降低，容易发生感冒。经常感冒需要注意宝宝的营养、运动、是否存在过敏体质的问题。当宝宝感冒时，可以出现发热、流鼻涕、鼻塞、咳嗽、头痛、食欲减退、呕吐和腹泻等一系列症状。不同宝宝的病情轻重程度不同，发热时的体温和持续时间也有所不同。小儿发热的原因以感染最为多见，最常见的是呼吸道感染和消化道感染。呼吸道感染包括上呼吸道感染，即感冒。因此，发热作为一种症状表现，常见于感冒的宝宝，但发热症状不一定是感冒引起的。

消化不良的小儿会不会更容易出现发热?

消化不良时，由于食物经胃肠道消化吸收障碍，营养物质无法被机体摄取，可导致营养不良。中度至重度营养不良时，抵抗力下降，容易出现各类并发症。最常见的并发症为腹泻、肺炎和各种感染，而腹泻、肺炎和各种感染是常见的引起儿童发热的病因，通常是由于各种病原体及其代谢产物作用于机体，引起小儿发热。因此，预防营养不良的发生，改善消化道功能，对预防小儿发热有一定的积极意义。

小儿发热和小伙伴有关系吗?

小儿发热的常见原因有两方面。第一是感染性发热，可由细菌、病毒、支原体等感染引起，最常见的感染性疾病是呼吸道感染。呼吸道感染的病原体多通过飞沫传播，也可以通过接触传播。宝宝可因吸入或接触其他感染宝宝的呼吸道飞沫而发病，且婴幼儿抵抗力较差，比成年人更加容易感染。家长经常能发现，孩子上了幼儿园之后，容易发热、咳嗽，有时还会伴有头痛等症状，通常是由于接触了呼吸道感染的小伙伴所致。第二是非感染性疾病，包括结缔组织病和变态反应性疾病，比如风湿热、甲状腺功能亢进、过敏等。在这类疾病中，发热只是症状之一，通常不具有传染性，和小伙伴的关系不大。对于这类疾病，需要去医院就诊，在医生的帮助下积极寻找病因，治疗原发疾病。

合理饮食在小儿发热预防中有哪些作用?

合理饮食对小儿发热的预防有很重要的作用。进食不干净的食物会引起肠道感染，患儿出现发热、呕吐、腹泻等症状。部分患儿存在挑食、偏食，营养不均衡，长期偏食可引起营养不良，当出现中度至重度营养不良时，可引起宝宝身体的免疫组织和器官萎缩，免疫细胞减少，免疫功能减低，抵抗力下降，容易出现腹泻、肺炎以及各种感染，引起小儿发热。因此，合理饮食可以预防营养不良的发生，对预防小儿发热有一定的积极意义。家长们需要加强对婴幼儿的营养指导，合理喂养，平时应注意多饮水，多吃水果蔬菜，适当多吃富含蛋白质的食物，注意营养均衡。培养小儿不挑食、不偏食，饮食结构均衡的良好习惯，对于减少宝宝发热，促进宝宝的健康成长有非常大的帮助。

PART TWO　第 二 篇

小儿咳嗽

第一章
小儿咳嗽概述

什么是小儿咳嗽？

咳嗽是某些疾病的症状之一，是人体的一种保护性呼吸反射动作，通过咳嗽反射能有效清除呼吸道内的分泌物或进入气道的异物。咳嗽多发生于小儿急性呼吸道感染性疾病，但也可发生于呼吸道非感染性疾病和全身性疾病等。

儿童各器官系统发育不成熟，排痰能力差，咳嗽可以促进小儿气道分泌物的排出，缩短疾病病程，减少因痰液排出不畅形成痰栓所导致的感染反复、气道堵塞引起小儿呼吸困难甚至窒息的可能性。因此，在呼吸道感染的急性期，应鼓励孩子多咳嗽。但是如果孩子有反复咳嗽或咳嗽迁延不愈，那么就需要引起家长的重视了，应带孩子及时就医，完善相关检查以明确病因，这样有助于咳嗽的好转和病情的恢复。

哪些人群容易患小儿咳嗽？什么季节容易发生小儿咳嗽？

通常情况下，咳嗽作为机体的一种保护机制，多在呼吸道受到异物或呼吸道分泌物刺激后发生。小儿的呼吸道管腔较成人短、平，且黏膜娇嫩、血管丰富，而促进管腔异物排出的纤毛活动差，因此，容易出现呼吸道感染而引起咳嗽。同时，儿童的免疫系统出生时尚未完善，随年龄增长逐渐达到成人水平，因此，小儿往往处于生理性免疫功能低下状态，这也导致儿童更容易出现呼吸道感染。所以，小儿咳嗽多见于早产儿、婴幼儿、有先天性心脏病等基础疾病以及抵抗力较同龄儿更差一些的儿童。

一般来说，呼吸道感染引起的咳嗽常常见于秋冬季换季时。秋冬时，气温、气压和（或）空气中离子等改变，导致呼吸道黏膜感受器反复受到刺激，寒冷的空气刺激气道引起损伤。同时，冬季病毒感染常见，更容易诱发呼吸道感染而引起咳嗽。而对花粉、霉菌等过敏因素引起咳嗽的儿童来讲，春夏也是咳嗽的高发季节。

小儿咳嗽有哪些类型？

咳嗽按持续时间可分为急性咳嗽、亚急性咳嗽和慢性咳嗽。急性咳嗽是指持续时间在 2 周以内的咳嗽，多继发于急性呼吸道感染或者小儿哮喘急性发作。持续时间大于 2 周而小于 4 周的咳嗽称为亚急性咳嗽，亚急性咳嗽多见于小儿急性呼吸道感染后的疾病恢复期，此类咳嗽一般呈自限性，除非再次感染，很少出现咳嗽逐渐加重、迁延不愈的情况。亚急性咳嗽也可见于细菌性鼻窦炎、哮喘等。慢性咳嗽一般持续时间较长，超过 4 周，病因较为复杂，包括咳嗽变异性哮喘、上气道咳嗽综合征、胃食管反流等。

咳嗽按性质分可分为干性咳嗽及湿性咳嗽。咳嗽无痰或痰量极少，称为干性咳嗽。干性咳嗽或刺激性咳嗽常见于急性或慢性咽喉炎、气管受压、支气管异物、支气管肿瘤、胸膜疾病等等。咳嗽伴有咳痰，称为湿性咳嗽，常见于急慢性支气管炎、肺炎、支气管扩张、肺脓肿和空洞型肺结核等。

咳嗽对机体有何影响？

想要了解咳嗽对机体的影响，我们先要了解咳嗽需要机体哪些部位参与。咳嗽动作的产生是由声门和膈肌、腹肌等参与，引起气道内外压力变化而引起。这些部位协力合作，可以促进呼吸道分泌物排出，缩短疾病病程，是一种机体的自我保护机制。

但咳嗽也有其不利的一面，长期、频繁、剧烈的咳嗽会影响患儿休息，容易消耗体力，而且可引起咽喉痛、声音嘶哑和呼吸肌痛等现象，严重时可引起肺泡壁弹性组织的破坏，诱发气胸或肺气肿。此外，频繁而剧烈的咳嗽可使胸腔及腹腔内压力增高，加重心脏负担，甚至可致失眠、焦虑、晕厥、肌肉骨骼疼痛、咯血、肋骨骨折、疝及尿失禁等，甚至可以导致消化道出血等。

所以家长应正确认识小儿咳嗽，学会合理利用这种机体与生俱来的保护作用，同时也要在咳嗽危害幼儿健康时迅速做出反应，早日就医，以防对小儿身体造成更大的破坏。

咳嗽是一种疾病吗？

咳嗽可以说是一柄双刃剑，突发性咳嗽可以排出气道产生或呛入的异物，防止异物或者痰液长期留置体内导致肺不张或者局部感染。日常生活中，我们经常因为呛入异物或者在吸入刺激气体后出现咳嗽，从这一方面来说，咳嗽不能算是一种疾病，反而是人类一种保护自我、促进疾病恢复的与生俱来的本能，作为机体的边防军，起着至关重要的作用。

当咳嗽作为疾病的一种症状长期反复发作时，对机体的负担和家庭的压力都是巨大的。在我国各大医院的小儿呼吸科门诊中，慢性咳嗽的患儿占了三分之一以上。很多诊断不明确的慢性咳嗽患儿，常常反复进行各种检查，或长期大量服用抗生素和镇咳药物，对咳嗽的治疗收效甚微，并产生诸多不良反应，导致小儿睡眠不足、精力分散，甚至影响小儿生长发育，给患儿及家长的生活带来了很大影响，也带来一定的心理和经济负担。这时我们就需要正确认识咳嗽、对症对因治疗，减少和缓解咳嗽的发生，从而改善患儿的生活质量。

咳嗽为什么有保护作用？

小儿的脏器发育不完善，导致小儿呼吸道对各种刺激都非常敏感，我们生活中常见的各种刺激物，如呼吸道分泌物、异物、有刺激性的气体和气味，都容易刺激位于喉部、气管或支气管的咳嗽感受器而引起小儿咳嗽。而之所以称咳嗽是人体的一种保护性呼吸反射动作，是因为通过咳嗽反射机体能够有效清除呼吸道内的分泌物或进入气道的异物。也就是说，一旦呼吸道内有病理性分泌物，或一不小心有异物进入呼吸道内，就会引发机体的反射反应，并通过咳嗽将它们排出。所以，我们可以将咳嗽视为机体在进化中出现的一种重要保护机制，可帮助清洁呼吸道，加速异物的排出，保持小儿呼吸道通畅。小儿呼吸道通畅，可以帮助肺部更好地完成气体交换的生理使命，并给机体供氧，使小儿的心脏、大脑、肝脏等器官能更好地为机体服务。同时，咳嗽的出现也提示机体受到了刺激，尤其是反复咳嗽或慢性咳嗽，此时，家长一定要引起重视，这是机体在发出求救信号，而在明确病因前最好不要随意使用镇咳药，以免延误诊治。

不同季节咳嗽有什么特点？

冬天冷空气多诱发刺激性咳嗽，咳嗽最初表现为刺激性干咳、痰液清，患儿一般不发热，没有呼吸急促和其他伴随症状。冷空气是单纯物理因素，刺激呼吸道黏膜可以引起刺激性咳嗽。冬季咳嗽好发于户外活动少的宝宝，突然外出吸入冷空气而诱发咳嗽反射。最初并没有微生物感染，但持续时间长了，可继发病毒或细菌感染。

冬春换季流感引发的咳嗽大多由病毒感染引起，常常有群发现象。咳嗽有逐渐加重趋势，痰液也是由少至多，通常会伴随明显的卡他症状（即流泪、流涕、呼吸道分泌物增多），常伴有38℃以上高热，一般不易退烧，病程可持续一周左右，患儿高热时咳嗽伴呼吸急促，精神也较差。

春夏花粉季节引起的过敏性咳嗽多为持续或反复发作性的剧烈咳嗽，多呈阵发性发作，活动或哭闹时咳嗽加重，夜间咳嗽比白天严重，痰液稀薄，亦可伴有呼吸急促症状，大多由抗原性或非抗原性刺激引起。

小儿咳嗽的病因 ························

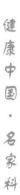

小儿急性咳嗽的病因是什么？

急性咳嗽大多继发于呼吸道感染性疾病。家长经常能发现，孩子上了幼儿园或者到人流密集的地方后，容易出现咳嗽，有时会伴随发热、头痛症状，通常是由于接触了呼吸道感染病人所致。常见的病原体有病毒、细菌、支原体等，不同的病原体感染后临床表现不一，有的孩子会出现喘息、声嘶、精神萎靡甚至呼吸困难，有的还会对肺部造成不可逆性损伤，部分病情进展很快，甚至会出现严重喉梗阻、呼吸衰竭，危及患儿生命。所以当家长发现孩子出现发热、咳嗽，特别是婴幼儿，最好及时就医，针对病原体用药，能尽快控制感染症状，改善预后。

还有一部分急性咳嗽是非生物因素导致，如冷空气、粉尘、刺激性气体等，部分患呼吸道过敏性疾病的患儿，遇到上述过敏原后会诱发过敏反应，出现咳嗽等呼吸道症状，这时候家长可采取勤开窗通风、变更居住环境等措施，甚至可以在发病初期在医生的指导下使用抗过敏药物等，以预防或缓解症状。

小儿慢性咳嗽的病因是什么？

小儿慢性咳嗽常见的病因包括感染后咳嗽、咳嗽变异性哮喘和上气道咳嗽综合征等。

呼吸道感染后部分患儿咳嗽症状会持续很久，称感染后咳嗽。大多表现为刺激性干咳或伴少量白色黏痰，且呈自限性，一般持续时间不超过 8 周，这时候胸部影像学和肺通气功能检查大多无明显异常。一般可随疾病好转而自行好转，通常不需要家属特别干预。咳嗽变异型哮喘是支气管哮喘的一种特殊类型，以慢性咳嗽或反复咳嗽为唯一症状，大多有过敏性疾病病史和家族史，可以通过测定过敏原和肺功能来协助诊断。而鼻部疾病引起分泌物倒流鼻后和咽喉部，甚至反流入声门或气管，会刺激喉部引起咳嗽。如小儿在咳嗽同时伴随鼻塞、流涕、喷嚏、鼻后滴流感、咽喉黏液附着感，应首先考虑上气道咳嗽综合征。

此外，部分慢性咳嗽病因应充分考虑年龄因素。如婴幼儿时期孩子反复出现咳嗽，应注意有无先天性气道发育异常、先天性血管畸形压迫气道、纤毛运动障碍等疾病。部分婴幼儿咳嗽是因为胃食管反流引起的，这是一种生理现象，因为括约肌发育不成熟，控制能力差引起。反流物刺激喉部黏膜可引起咳嗽，咳嗽大多发生在夜间，有时还可见呕吐，大多出现在饮食后，出现溢乳、吐泡沫、拒食。1～4 个月达高峰，1 岁时多自然缓解。婴幼儿慢性咳嗽还应注意支气管异物可能，学龄期的孩子有时会出现心因性咳嗽。

咳嗽变异性哮喘的主要病因是什么？

咳嗽变异性哮喘是指以慢性咳嗽为主要或唯一临床表现的一种特殊类型哮喘。全球哮喘防治倡议中明确认为咳嗽变异性哮喘是哮喘的一种形式，它的病理生理改变与哮喘一样，也是持续气道慢性炎症反应与气道高反应性。咳嗽变异性哮喘的发病原因错综复杂，除了小儿本身的遗传素质、免疫状态、精神心理状态、内分泌和健康状态等主观因素外，变应原、病毒感染、气候、药物、运动和饮食等环境因素也是导致咳嗽变异性哮喘发生发展的重要原因。对怀疑为咳嗽变异性哮喘的患儿，应注意询问家族史，个人是否有过敏史，应完善过敏原和肺功能检查，以帮助确定诊断。

为什么有的孩子夜间咳嗽厉害？

夜间安睡时迷走神经兴奋，会导致平滑肌收缩，腺体分泌增多，从而刺激气道引起咳嗽。特别是咳嗽变异性哮喘的患儿，因其气道存在慢性变态反应性炎症，支气管上皮肿胀，导致患儿的气道内皮下刺激感受器兴奋性阈值低于正常同龄儿，所以患儿的气道对外界刺激物的感应性大大增高，稍有刺激即可导致咳嗽的发生。另外小儿夜间腺体分泌物增多，过多的气道分泌物及反流物可刺激咽喉部黏膜，导致小儿咳嗽。而对于婴儿来说，胃食管反流是一种正常的生理现象，小儿食管括约肌收缩能力、控制能力均较差，夜间孩子进食后如没有经过很好的拍嗝立刻平卧，容易导致进食的奶水反流刺激喉部，也会导致咳嗽。所以如果孩子夜间咳嗽明显，我们要注意咳嗽变异性哮喘、上气道咳嗽综合征和胃食管反流等可能，如果孩子出现上述表现，家长应引起重视，并立即带孩子到儿童专科医院耳鼻喉科门诊和呼吸内科门诊就诊。

小儿咳嗽与个人卫生有关吗？

小儿急性咳嗽大多因呼吸道感染引起，慢性咳嗽多和过敏因素有关，因此，小儿咳嗽和个人卫生还是有很大的关联性的。

呼吸道感染多由病毒或细菌感染引起，多通过飞沫传播，也可以通过接触传播。一般来说，咳嗽或打喷嚏之后飞沫可传播至直径三米左右的范围。在飞沫传播范围内，我们均可因吸入或接触飞沫感染病原而发病。在婴幼儿时期，孩子探索世界的方式大多是用口和手，在玩耍的时候容易接触飞沫所播撒的区域，且婴幼儿抵抗力较差，比之成年人更加容易出现感染，从而引起咳嗽。

咽痛会导致小儿咳嗽吗？

咽痛，俗称"嗓子痛"，是许多疾病的一种常见症状。对于儿童来说，咽痛的常见原因为咽喉部炎症（细菌或病毒感染）、异物刺激（如鱼刺、鸡骨头），疾病包括急性咽喉炎、扁桃体炎和咽喉部异物等。炎症、分泌物或者外来异物刺激咽喉部咳嗽感受器，会引起咳嗽。因此，咽痛会引起或伴发咳嗽症状。咽痛伴有咳嗽症状（伴或不伴发热）在儿科门诊中非常常见，其最常见的病因就是上呼吸道感染。

营养不良会导致小儿咳嗽吗？

营养不良本身不会直接导致咳嗽，但营养不良患儿常常伴随有微量元素缺乏、贫血、生长发育迟缓等。如果孩子锌、铁缺乏可影响细胞免疫功能；维生素A缺乏会使上皮细胞鳞状化生，上皮细胞脱落，影响气道黏膜功能的完整性，使呼吸道抵御能力减退；缺钙、贫血等原因会导致孩子抵抗力下降。因此，营养不良的孩子常常会出现免疫功能下降，引起反复呼吸道感染，进而出现咳嗽。当遇到秋冬季节呼吸道感染高发期或者流感流行的时候，营养不良的孩子会更容易出现呼吸道感染，而且营养不良的孩子一般体质较差，疾病恢复的能力相对要差，因此，一旦出现咳嗽，病程比营养正常患儿偏长。

耳病与小儿咳嗽有什么关系？

外耳道存在咳嗽感受器，而且鼻咽部和呼吸道是相通的，因此，耳病可以引起小儿咳嗽。首先，外耳道湿疹、异物、耵聍等会刺激外耳道内咳嗽感受器，进而引起咳嗽反射。因此，如果小儿经常抓挠耳朵，同时伴有咳嗽，且咳嗽为干咳、无痰，经过抗感染及止咳治疗后效果不明显，在除外其他引起咳嗽的常见原因后，需要注意有无以上外耳道疾病可能。其次，中耳炎是最常见的耳部感染性疾病，呼吸道及鼻咽部疾病是其常见的病因，比如感冒、鼻炎、咽炎等。因为中耳通过咽鼓管与鼻咽部相通，当鼻咽部发生病变时，鼻咽部存在大量的病原菌，这些病原体就很容易进入耳部，引起中耳炎。因此，孩子发生中耳炎时，常常伴有咳嗽等症状。

过敏会引起小儿咳嗽吗？

简单来说，过敏就是人们进食、吸入或接触某些物质后机体出现了过激的反应，比如咳喘、腹泻、皮疹等，严重的过敏反应，还会导致死亡。过敏常常发生在一部分相对固定、具有过敏体质的人群中，属于先天免疫功能异常，往往由遗传而来。引起过敏反应的物质，在医学上被称为过敏原。过敏主要累及呼吸道、消化道、皮肤等。当过敏累及呼吸道时，会导致如支气管哮喘、咳嗽变异性哮喘、过敏性肺炎等疾病，以上疾病的主要表现就是慢性咳嗽。

小儿咳嗽的特点和诊断

小儿急性咳嗽的特点有哪些？

持续时间少于2周的咳嗽称为急性咳嗽，多见于急性上呼吸道感染、急性气管或支气管炎、异物吸入、肺炎等。急性咳嗽一般由炎性分泌物或者异物阻塞刺激引起，通常情况下，通过抗感染、解除异物阻塞咳嗽能够得到缓解。

咳嗽的特点因病因不同而有所不同，而感染性咳嗽因感染部位和病原体的不同会表现出不同的特点。急性上呼吸道感染引起的咳嗽多急性起病，伴有发热、鼻塞、流涕、咽痛等症状，咳嗽位置较浅，伴或不伴有痰；急性气管支气管炎或肺炎等下呼吸道感染引起的咳嗽多为急性起病，咳嗽位置较深，持续时间较长，可伴有咳痰、发热、胸痛等症状。感染性咳嗽根据病原菌的不同，咳嗽有不同的特点。如细菌感染时，咳嗽多伴有痰多，痰呈黄色、黏稠；肺炎支原体感染时，咳嗽呈阵发性，多为干咳，痰少，呈白色、稀薄。

气管支气管异物引起咳嗽多为急性起病，发病前有呛咳史，干咳多见，合并感染时会伴有痰，抗感染治疗效果不好。

小儿慢性咳嗽的特点有哪些?

咳嗽持续时间超过 4 周为慢性咳嗽。慢性咳嗽常见于咳嗽变异性哮喘、上气道咳嗽综合征、感染后咳嗽,其他病因包括胃食管反流疾病、支气管扩张、肺结核、迁延性细菌性支气管炎、百日咳、无明确异物呛咳史的支气管异物等。

咳嗽变异性哮喘常常表现为阵发性干咳,患者多在凌晨咳嗽,运动后咳嗽加重,给予抗生素治疗无效。上气道咳嗽综合征引起的咳嗽以晨起、睡前或体位变化时明显,孩子多有流涕、鼻塞、咽部异物感等表现,而伴有阻塞性睡眠呼吸暂停低通气综合征的孩子会出现夜间打鼾、睡眠张口呼吸、睡眠呼吸暂停等表现。感染后咳嗽的特点为发病初期多有呼吸道感染的病史,之后出现持续咳嗽,不伴有发热、流涕、鼻塞等症状,咳嗽有逐渐减轻的趋势,但咳嗽持续的时间常不超过 8 周。

小儿咳嗽的并发症有哪些?

急性呼吸道感染引起的咳嗽有助于气道分泌物的排出,但如果孩子咳嗽剧烈,会诱发呕吐,影响食欲,学龄儿会影响上课,夜间咳嗽会影响患儿睡眠质量。

百日咳多见于婴儿,咳嗽呈痉挛性,咳嗽剧烈会出现面部出血点、球结膜下出血,咳嗽数声后即出现憋气,易致窒息、抽搐,若窒息持续时间长,会引起患儿心率下降,甚至导致窒息死亡。

慢性咳嗽若病因不能及时诊断并给予相应治疗,会影响患儿的生活,给家庭带来精神和经济负担,而且长期咳嗽不愈,还有可能导致患儿肺功能下降,免疫功能降低,进而继发各种疾病。

健康中国·名家科普

小儿咳嗽需要做哪些检查？

小儿咳嗽是非常常见的症状，一般是因为感冒，或者是支气管炎、肺炎引起的，但是有一些不太常见的疾病也会引起孩子咳嗽，家长们要注意如果孩子咳嗽总是不见好，应该及时带着孩子去医院做检查。医师除了要给孩子做一个详尽的体格检查外，根据病情还可能做以下检查来帮助诊断。

（1）血常规检查：细菌感染多伴有白细胞总数及中性粒细胞计数增多，病毒感染则白细胞总数及中性粒细胞计数往往降低。白细胞计数及淋巴细胞比例明显增多者，需考虑百日咳。嗜酸性粒细胞增多者，需考虑寄生虫感染或过敏性疾患。

（2）痰液病原学检查：痰液可以完善病毒、支原体、细菌培养、真菌等检查，也可以完善寄生虫检查。疑有百日咳时，痰液还可作百日咳杆菌检查，疑有结核感染时，可抽取痰液找结核杆菌。

（3）血清学检查：可以通过多种试验方法寻找病原学感染引起的血清学表现。

（4）结核菌素试验：怀疑结核杆菌感染时，可以做结核菌素试验帮助诊断。

（5）影像学检查：一般情况下，慢性咳嗽患儿需行胸部 X 线检查，必要时做胸部 CT、鼻窦 CT 检查。

（6）支气管镜检查：疑有异物吸入、反复咳嗽原因不明者，可行支气管镜检查。必要时尚可行肺穿刺或肺活检。

小儿慢性咳嗽需做哪些检查？

小儿慢性咳嗽为持续时间超过 4 周的咳嗽，常见的病因包括咳嗽变异性哮喘、上气道咳嗽综合征、感染后咳嗽，其他原因包括胃食管反流、支气管扩张、肺结核、迁延性细菌性支气管炎、百日咳、无明确异物呛咳史的支气管异物等病因。

这时我们就需要完善以下检查以协助诊断：

(1) 肺功能：包括基础肺功能、支气管舒张试验和支气管激发试验，主要用来协助诊断咳嗽变异性哮喘；

(2) 24 小时咽部 pH 监测、24 小时食道 pH 监测：主要用来协助诊断胃食管反流性疾病，如咽喉反流、胃食管反流等；

(3) 影像学检查：慢性咳嗽病因不明者，根据病情需要做胸部 CT、胸部增强 CT 及鼻窦 CT 等检查；

(4) 纤维支气管镜检查：慢性咳嗽病因不明，均需要完善纤维支气管镜检查，以协助了解有无支气管发育异常、异物，病原学检查等，部分需要进一步完善支气管内膜活检协助明确病因；

(5) 痰液及大便找寄生虫：主要针对慢性咳嗽伴有血常规嗜酸粒细胞增多的患者；

(6) 少见病原学检查：结核菌素试验（PPD 试验）、痰分支杆菌检测、痰百日咳杆菌检测等；

(7) 基因检查：如怀疑纤毛不动综合征、囊性纤维化、免疫缺陷等疾病时，需要完善基因检查协助诊断。

血常规检查在诊断中的作用及意义？

当患儿咳嗽时，首先需要完善的检查就是血常规，可见血常规在咳嗽诊断中具有重要的意义。

首先，通过白细胞数量、分类及 C- 反应蛋白（CRP）的结果可以初步判断引起咳嗽的病原体，如病毒、细菌或肺炎支原体等，进而可以进行相对有针对性的治疗。一般来说，如果白细胞明显升高，而且细胞分类以中性粒细胞为主，考虑细菌感染的可能性大；而白细胞数量正常或减低，细胞分类以淋巴细胞或单核细胞为主，考虑病毒或肺炎支原体感染可能；同时，还需要结合 CRP、降钙素原（PCT）等检查来协助判断感染的病原体；需要注意的是，如果白细胞总数持续减少，还需要注意免疫缺陷的可能性，需进一步完善免疫功能或基因检查。

其次，可以通过监测治疗后白细胞数量的变化来判断治疗效果，如果通过治疗，血常规结果显示白细胞总数下降至正常范围，咳嗽改善，说明治疗有效。

最后，我们可以通过观察白细胞分类的比例协助诊断某些疾病，如根据嗜酸性粒细胞比例及计数是否升高，可以帮助判断是否存在嗜酸性粒细胞肺炎或者过敏性咳嗽、支气管哮喘或咳嗽变异性哮喘等过敏相关的疾病，需要时可以进一步完善肺功能、过敏原等辅助检查以协助诊治。

胸片检查在诊断中的作用及意义？

在咳嗽诊断中，除了血常规检查外，胸部 X 线也是比较常见的检查方法，为心肺疾患重要的诊断方法。胸部 X 线透视时可变动患儿体位，观察心血管和膈肌的活动情况，观察吸气和呼气时纵隔摆动的情况以帮助判断是否有支气管异物，还可以观察到心包积液时心影扩大、心脏搏动的减弱和消失。胸部 X 线可以发现肺部疾患的多种改变，心血管疾患时心脏以及大血管形态的改变、肺血管影的异常，并可以发现肺部肿块和结核空洞。

在急性咳嗽诊断中，如果病程稍长，不能用上呼吸道感染来解释，需要进一步完善胸部 X 线或者胸部数码照相以协助诊断肺炎、支气管异物。

在慢性咳嗽诊断中，一般需要先拍个胸片了解心肺病灶，如果存在明确病灶，给予相关治疗观察效果；若无明确病灶或者给予相应治疗咳嗽仍然不能缓解，则需要进一步完善胸部增强 CT 等检查。

哪些情况需做 CT 检查？CT 在诊断中的作用有哪些？

对于通过常规查体、血常规、胸部 X 线检查不能明确诊断的慢性咳嗽患儿，或者胸部 X 线检查显示存在肺部病灶，但需要进一步明确病变性质的患儿，需要进一步完善肺部 CT，必要时需要做胸部高分辨或胸部增强 CT 检查。

胸部 CT 在慢性咳嗽诊断中的作用：

（1）胸壁：可以发现胸片上不能显示的胸膜增厚；胸腔积液时，有助于肿瘤诊断；根据 CT 值可鉴别包裹性积液、局限性间皮瘤及胸膜外脂肪瘤；借助增强 CT 可以诊断胸壁血管瘤。

（2）肺脏：对于肺内肿瘤、支气管扩张、肺结核、肺内弥漫性病变等有协助诊断作用。

（3）纵隔：可以发现胸片上不能发现的增大的淋巴结，根据肿块的 CT 值和部位，有助于纵隔肿块的定性诊断；还可用于鉴别脂肪性、囊性、实性肿块，增强扫描可诊断出肺动脉瘤及主动脉瘤。

（4）CT 血管造影可用于肺动脉血管造影检查，对亚段以上肺动脉血管分支均有较好的显示，可用于肺栓塞的诊断。

（5）CT 仿真内镜可无损伤性地显示段支气管及亚段支气管，能从支气管腔闭塞和狭窄的远端观察病变；同时显示多方位的管腔外的解剖结构，且对壁外肿瘤能精确定位，确定其范围。

什么情况下需要做支气管舒张试验？

当孩子有慢性咳嗽或反复咳喘，怀疑患有咳嗽变异性哮喘、支气管哮喘等疾病时，应做支气管舒张试验。

咳嗽变异性哮喘和支气管哮喘均表现为气道慢性炎症和高反应性，针对气道高反应性，我们需要完善支气管舒张试验来证实。支气管舒张

健康中国 · 名家科普

试验是通过测定患者吸入支气管扩张剂前后肺功能第一秒用力呼吸量（FEV_1）的变化来判断气道阻塞的可逆性。对于 $FEV_1 <$ 预计值 80% 的患者，当临床上怀疑哮喘时，可进行支气管舒张试验。支气管舒张试验还适用于支气管哮喘、急或慢性支气管炎及慢性阻塞性肺疾病等的鉴别。支气管哮喘的支气管舒张试验结果为阳性，而急、慢性支气管炎和慢性阻塞性肺疾病的支气管舒张试验结果为阴性。

吸入支气管扩张剂 15～20 分钟后 FEV_1 增加大于 15%，且绝对值超过 200 毫升，判定为支气管舒张试验阳性，提示气道反应性增高，有助于诊断支气管哮喘。但由于影响支气管舒张试验的因素众多，所以支气管舒张试验阴性并不能完全除外支气管哮喘，需要多次监测。

另外，支气管舒张试验还可用于监测支气管哮喘患儿的气道高反应情况，并可以指导支气管哮喘患儿的用药和用药调整。

什么时候需要做过敏原试验？

当怀疑孩子患有过敏性鼻炎、咳嗽变异性哮喘、支气管哮喘等疾病时应做过敏原试验，重点为吸入性过敏原检测。

过敏性鼻炎、咳嗽变异性哮喘和支气管哮喘均表现为气道慢性炎症和高反应性，过敏是他们的发病因素之一。很多情况下，咳嗽变异性哮喘或支气管哮喘和过敏性鼻炎并存。过敏原是以上疾病的重要发病因素，那么查清过敏原所在，并且规避他们，或者进行脱敏治疗，则是治疗这些疾病的十分重要的过程，因此，家长要带孩子到可以进行过敏原检查的医院科室就诊，完善相关检查。

目前常用的过敏原检测方法包括皮肤点刺试验和血清过敏原检查，两者效果均肯定，但要注意皮肤点刺试验前 3 天不能应用抗过敏药物，否则会得到假阴性的结果。两种测试过敏原的方法都没有空腹的要求。

小儿咳嗽的治疗 ··

小儿咳嗽的治疗原则是什么？

（1）一定要明确病因再选择治疗方法。因为咳嗽是儿童最常见的疾病症状之一，其原因包括各种感染、过敏、吸入异物及其他少见的复杂疾病等，不同的病因采取的治疗方法不同，因此需要家长及时带孩子去正规的医疗机构就诊明确原因。

（2）不要自行使用镇咳药掩盖病情。咳嗽是人体的一种防御反射。人的呼吸道内膜表面有许多肉眼看不见的纤毛，它们不断地向口咽部摆动，清扫混入呼吸道的灰尘、微生物及异物。在呼吸道发生炎症（如上呼吸道感染、气管炎、肺炎等）时，渗出物、细菌、病毒及被破坏的白细胞混合在一起，像垃圾一样，被纤毛送到气管。堆积多了，可刺激神经冲动，传入中枢，引起咳嗽。如果用药阻止咳嗽，这些"垃圾"会越积越多，从而加重感染，甚至阻塞气道。

（3）不要滥用抗生素。毕竟由病毒引起的上呼吸道感染是导致小儿咳嗽最常见的原因，而在众多咳嗽原因中，只有明确细菌感染引起发病的情况才需要使用抗生素，如果滥用药物还会导致发生不良反应。

小儿咳嗽的治疗有几种方法？

治疗小儿咳嗽的常用方法有口服药物治疗、雾化吸入治疗、静脉输液治疗和物理治疗。

（1）口服药物治疗。口服药物包括西药和中成药。常用的西药祛痰药包括氨溴索、乙酰半胱氨酸、愈创甘油醚，均有口服制剂，用量少味道甜，儿童服用非常方便。其他的西药还包括抗过敏药、支气管扩张剂、白三烯受体拮抗剂等，对于喘息严重的患儿，必要时还会给予口服糖皮质激素治疗。中成药包括止咳、祛痰和平喘的药物。

（2）雾化吸入治疗。雾化吸入治疗是使药物直接作用于气道黏膜，局部吸收，效果快，针对性强，不良反应小。目前常用的雾化吸入治疗药物包括：①祛痰药物，如吸入用乙酰半胱氨酸溶液；②支气管扩张剂，如吸入用硫酸特布他林溶液、吸入用硫酸沙丁胺醇溶液；③ M 受体阻滞剂，如吸入用异丙托溴铵溶液；④吸入用糖皮质激素，如吸入用布地奈得混悬液。雾化吸入具有用量少、不良反应小的明显优势，但应在医生的指导下使用。

（3）静脉输液治疗。如果患儿存在严重的细菌感染，可以考虑输液治疗。另外，如果患儿喘息重，出现呼吸困难，需要应用输液治疗，以缓解患儿呼吸困难，如静脉点滴糖皮质激素、硫酸镁、氨茶碱等。

（4）物理治疗。物理治疗（如人工拍背或机械震荡）有助于帮助痰液松解，使痰液易于排出，有利于炎症的好转和吸收。

另外，尚有贴皮肤给支气管扩张剂的方式，目前有妥洛特罗贴剂，效果肯定，尤其适用不能配合口服药物、雾化药物的小儿。

治疗小儿咳嗽的药物有哪几类？都有什么作用？

西药的儿童止咳药按照主要作用分为祛痰药、抗过敏药和支气管扩张剂三类。

（1）祛痰药：主要作用为稀释痰液，使痰液易于咳出，适用于痰液较多、较黏稠的情况，主要成分包括氨溴索、乙酰半胱氨酸、愈创甘油醚等。

（2）抗过敏药：适用于过敏导致咳嗽的患儿，抗过敏药包括抗组胺药，如氯雷他定、西替利嗪。

（3）支气管扩张剂：主要作用为舒张痉挛的支气管，适用于喘息的患儿。支气管扩张剂分为 β_2 受体激动剂、抗胆碱药、茶碱类药物。常用药为吸入用硫酸特布他林溶液、吸入用异丙托溴铵溶液、吸入用复方异丙托溴铵溶液和吸入用硫酸沙丁胺醇溶液等。

也有很多制剂会兼有上述各种成分，发挥各方面功效。家长在选择药物时，应注意阅读药品说明书，了解该药物的主要成分、功效，针对性地选择更适合孩子的止咳药物。

健康中国·名家科普

如何选择止咳药物？

咳嗽动作本身是帮助气道清理的有益过程，一味抑制咳嗽反而不利于有害物质排除，从而加重疾病。因此，对于儿童来讲，要避免选择抑制咳嗽中枢的镇咳类药物而掩盖病情。镇咳药的成分有可待因、右美沙芬，一般正规儿童医院是肯定避免使用该类药物的，家长可以放心。

急性感染性咳嗽，如果咳嗽伴有痰多，痰液黏稠，可以选择祛痰剂，如氨溴索、愈创甘油醚等；如果咳嗽为阵发性，痰不多，或伴有喘息，可以选择氨溴特罗口服液等，氨溴特罗口服液有止咳、祛痰、平喘、抗过敏等作用。慢性咳嗽，如果考虑过敏性咳嗽可能，可以加用抗过敏药物。

各类止咳药有哪些不良反应？

所有的止咳药物与其他药物相似，常见的不良反应均包括药物过敏引起的皮疹，影响消化系统而出现胃肠道不适，如腹痛、腹泻、食欲差等。

除上述普遍的不良反应之外，不同止咳药物还有各自一些特殊的不良反应，下面为大家分别介绍。

祛痰药物中的乙酰半胱氨酸对呼吸道黏膜有刺激作用，故有时引起呛咳或支气管痉挛。这种药物的水溶液中有硫化氢的臭味，部分病人可引起恶心、呕吐，很多家长反映孩子雾化用药时咳嗽更加剧烈，但是大家不用担心，停药以后症状很快会缓解。愈创甘油醚属于恶心类祛痰剂，敏感的患者恶心的消化道症状会比较明显。

某些抗过敏药会导致乏力、头痛、嗜睡，尤其是第一代抗组胺药物如扑尔敏、苯海拉明，对于儿童来讲一般不会从事危险而关键的工作活动，即使困倦也不会对生活造成太大影响，所以多休息即可。而第三代抗组胺药氯雷他定、西替利嗪一般不会导致嗜睡的不良反应。

属于 β_2 受体激动剂的支气管扩张剂常会导致心动过速、肌肉震颤，须特别注意。心功能异常者，如先天性心脏病的患儿，不能使用该类药物，有可能导致心律失常。但可以选择其他的支气管扩张剂，如抗胆碱药爱全乐－异丙托溴铵。

茶碱类药物如氨茶碱不良反应较多，如神经系统兴奋、肌肉震颤、心律失常等，尤其是该药物有效剂量与中毒剂量接近，故应用时一定要核对用量，避免药物过量引起严重不良反应。

上述这些不良反应停药后均会缓解。

小儿晨起咳嗽怎么处理？

晨起轻微的咳嗽是正常生理现象，是将呼吸道痰液排出的自发行为。

但如果是长期晨起咳嗽，从平卧改为坐位时出现，需要注意鼻炎、鼻窦炎可能，一般会伴有流涕、鼻塞、鼻痒，也可能不伴有这些症状而仅有晨起咳嗽，这可能是由于鼻部的分泌物在身体直立后流入咽喉而引起的咳嗽。如果考虑是这种情况，家长需要带孩子到医院耳鼻喉科就诊，查找病因，并进行针对病因以及缓解症状的治疗，例如抗感染、抗过敏等治疗。

另外，长期晨起咳嗽还有可能是过敏性咳嗽。比如晨起抖动被褥导致尘螨吸入引起过敏，或者晨起开窗室外的尘土、花粉进入室内引起过敏，患儿会在这个特定的时间出现最明显的症状，家长需要细心地观察究竟是什么原因导致孩子出现咳嗽等症状的。规避这些动作既可以作为筛查的手段，也可以作为治疗的方法。

小儿夜间咳嗽明显怎么处理？

如果在呼吸道感染的急性期，孩子夜间咳嗽明显甚至影响睡眠，除治疗原发病之外，护理的方法包括：（1）可将头部抬高，咳嗽症状会有所缓解，因为平躺时，鼻腔内的分泌物很容易流到喉咙下面，引起喉咙瘙痒，致使咳嗽在夜间加剧，而抬高头部可减少鼻分泌物向后引流。（2）经常调换睡觉的位置，最好是左右侧轮换着睡，这样有利于呼吸道分泌物的排出。（3）寒冷而干燥的晚上，家长可采取加强取暖以及空气加湿的方法，这会使敏感的气道更舒适。（4）婴儿喂奶后不要马上放下睡觉，以防止咳嗽引起吐奶和误吸。

如果孩子总是在躺下以后出现咳嗽，甚至伴有返酸、嗳气、腹痛等表现，需要注意胃食管反流的情况。夜间干咳甚至伴有喘息需要注意咳嗽变异性哮喘以及哮喘的可能，因为这类疾病一般在凌晨表现最重。这都需要到医院就诊来明确诊断。

咳嗽变异性哮喘如何处理？

咳嗽变异性哮喘是一种特殊类型的哮喘，咳嗽是其唯一或主要临床表现，无明显喘息、气促等症状或体征，但有气道高反应性。

由于咳嗽变异性哮喘与哮喘的本质相同，所以治疗方法也基本等同于哮喘的治疗。根据孩子咳嗽轻重不同来选择不同的治疗方案，主要治疗药物包括抗炎药、支气管扩张剂和抗过敏药。常用的支气管扩张剂为 β_2 受体激动剂，一般在疾病初期应用，应用时间不超过 1 周。常用的抗过敏药物包括西替利嗪、氯雷他定等，一般治疗时间为 1 ~ 2 周。常用的抗炎药物包括白三稀受体拮抗剂和吸入用糖皮质激素，抗炎药物的治疗时间一般不少于 8 周，家长一定要理解这一点，疗程不足可能造成病情反复。值得注意的是，抗生素治疗对咳嗽变异性哮喘是无效的。

小儿咳嗽的治疗效果取决于哪些方面？

首先，一定要明确病因，针对病因进行治疗是保证治疗效果的最重要因素。引起小儿咳嗽的原因很多，因此，应带孩子及时就诊，并完善相关检查，以积极寻找病因，如果只是对症的给予孩子止咳、镇咳的药物，只会暂时掩盖病情，甚至会延误疾病的治疗。

其次，应遵医嘱定期服药。不同原因引起的咳嗽，治疗方法是不同的，而且疗程也不同，尤其是咳嗽变异性哮喘等气道慢性炎症性疾病。对于这类疾病，足疗程治疗对于保证疗效非常重要。

再次，辅助物理治疗。为了缓解症状，促进痰液排出，可以采用人工拍背或借助仪器拍背等。

最后，加强护理，这对保证咳嗽的疗效也很重要。在孩子患病期间应保证营养供给，提供合适的室内环境，提高免疫力，避免再次感染，这样才能够缩短患病的时间。

小儿咳嗽治疗应注意什么？

首先，小儿咳嗽的治疗一定要在积极寻找原发病的基础之上进行。如果只是给予孩子止咳、镇咳的药物，这样会掩盖病情，甚至会延误疾病的治疗。引起小儿咳嗽的原因十分繁多，呼吸道病变、非呼吸道病变、感染性疾病、非感染性疾病都可能表现为咳嗽症状。例如，引起咳嗽的非感染性疾病就包括咳嗽变应性哮喘、胃食管反流、慢性鼻炎鼻窦炎、气道异物、先天性支气管肺发育畸形、先天性上气道发育畸形、血管畸形、肿瘤压迫、内分泌或免疫性疾病累及肺部等。不同疾病的治疗方法必然有明显的区别，因此仅仅止咳治疗显然是十分错误的。

其次，在针对病因治疗的基础上，注意生活护理非常有利于病情恢复。如卧床时头胸部稍提高，使呼吸道通畅。室内空气新鲜，保持适宜的温湿度。保证充足的水分及营养供给，鼓励患儿多饮水。给予易消化、营养丰富的饮食，发热期间以进食流质或半流质为宜。高热时采取物理降温或药物降温措施。根据气温变化增减衣服，避免受凉或过热。在呼吸道疾病流行期间，不要让孩子到公共场所，以免交叉感染。

喝奶的婴儿咳嗽期间要注意避免呛奶，否则呛奶误吸会加重病情，甚至可能因为奶水呛入气管，堵塞呼吸道而发生窒息，危及生命。

最后，对于一些特殊原因引起的咳嗽，有一些特殊的注意事项。如过敏性咳嗽，一定要注意规避过敏原；咳嗽变异性哮喘治疗时间相对较长，应注意规律、规范治疗，定期复诊。

小儿慢性咳嗽后期会出现哪些常见并发症？

小儿慢性咳嗽常见的原因包括原有重症或特殊病原导致的肺部感染、咳嗽变异性哮喘、胃食管反流、慢性鼻炎和鼻窦炎、其他少见的累及肺部的病变、气管异物等。

重症肺部感染本身就可能导致出现后遗症，包括闭塞性细支气管炎、肺不张、肺纤维化、胸膜粘连、肺坏死、支气管扩张等。其中，闭塞性细支气管炎是一种严重的不可逆的阻塞性疾病，因炎症或纤维化导致细支气管狭窄或阻塞，表现为长期的咳喘。同上述其他各种肺部感染后遗症一起，都会导致孩子出现反复的呼吸道感染、肺功能异常、机体组织器官缺氧，从而影响生长发育，并且有可能一次急性加重发作后出现呼吸衰竭，甚至危及生命。

其他上述各种导致小儿慢性咳嗽的疾病如果未及时明确及治疗，会出现该疾病相关的更加严重的症状。如咳嗽变异性哮喘发展成为哮喘，胃食管反流未治疗会因食管黏膜长期受损发展至糜烂、溃疡、狭窄，而气道异物长期存在未取出会使气道局部肉芽增生，未来出现反复呼吸道感染。

因此，对于小儿慢性咳嗽，应积极寻找病因，针对病因给予相应的治疗，避免出现相应的并发症或不良后果。

小儿咳嗽伴发热怎么处理？

小儿咳嗽同时伴有发热一般提示存在呼吸道感染，且感染处于急性期，病情未控制的阶段。常见的原因有支气管炎、肺炎。

家长可以采取的措施是让孩子休息，物理降温或口服药物对症退热，并严密观察孩子的情况。

如果体温不超过38℃，持续时间不超过48小时，咳嗽不重，孩子一般情况好则不需担心，可以在医生判断感染性质后，口服药物抗感染、对症止咳治疗。

如果不是上面的情况，比如高热持续时间长，咳嗽剧烈甚至伴有喘息、呼吸快、呼吸困难、憋气、口唇发紫、精神烦躁、精神反应弱、嗜睡、食欲差，则需要及时到医院就诊，这时提示呼吸道感染较重，可能出现了肺炎，甚至是重症肺炎。需要遵循医生的建议进一步进行血常规、炎性指标、胸部影像学等检查，必要时还需进行血气分析、生化等检查。

如果医生评估病情较重，则需要住院进行严密的观察，完善更详细的检查，并进行规律的治疗。

家长一定要注意，呼吸道感染虽然是儿童最常见的疾病，但如果出现重症肺炎，治疗不及时也会危及生命。

小儿咳嗽伴胸痛怎么处理？

如果胸痛程度不重，一般情况较好，可能是咳嗽过于剧烈引起的，可服用止咳药物来缓解，但同时一定要注意密切观察孩子胸痛的情况。如果胸痛加重或持续不缓解，孩子精神不好，则提示孩子病情进展，除呼吸道本身问题外，还要注意心血管系统等方面的问题。咳嗽合并胸痛提示肺炎，尤其累及胸膜的可能性较大。更严重的情况是出现气胸，感染引起的心肌炎也不能除外。

如果咳嗽、胸痛明显，家长可以采取的紧急措施让孩子平卧休息，及时带孩子到医院就诊。

来到医院后，医生会根据孩子的情况进行进一步的检查，例如拍摄胸片、做胸部CT了解肺部情况，这样可以发现是否存在肺炎、胸膜炎、胸腔积液、气胸、纵隔气肿。如果考虑有呼吸道感染，需要抽血检查血常规，以判断感染的性质。此外，如果医生怀疑呼吸道感染合并心脏疾病，需要进行心电图、心肌酶、心脏超声检查，以了解是否存在心肌炎。

如果医生判断孩子病情较严重，会建议住院进行进一步检查及治疗。因此，较严重的咳嗽合并胸痛往往提示不仅仅是普通的呼吸道感染，需要积极地寻找原因并规律地进行治疗。

中医治疗咳嗽有哪些方法?

中医治疗咳嗽的主要方法包括：(1) 中成药；(2) 汤剂；(3) 贴敷疗法，如止咳贴、三伏贴等，属于中药外治法，较内治法更为简便、实用；(4) 捏脊推拿治疗。

如何辨证治疗小儿咳嗽?

中医将咳嗽分为外感、内伤两大类。外感咳嗽多为新病，起病急，病程短；内伤咳嗽多为久病，常反复发作，病程长。

外感咳嗽一般属邪实，以风寒、风热、风燥为主。

(1) 风寒袭肺证。主症：咳嗽声重，气急，咽痒，咳痰稀薄色白；兼症：鼻塞，流清涕，头痛，肢体酸楚，或见恶寒发热，无汗等表证；舌脉：舌苔薄白，脉浮或浮紧。治法：疏风散寒，宣肺止咳。

(2) 风热犯肺证。主症：咳嗽频剧，气粗或咳声嘶哑，喉燥咽痛，咳痰不爽，痰黏稠或黄，咳时汗出；兼症：鼻流黄涕，口渴，头痛，身楚，或见恶风，身热等表证；舌脉：舌苔薄黄，脉浮数或浮滑。治法：疏风清热，宣肺止咳。

(3) 风燥伤肺证。主症：干咳，连声作呛，喉痒，咽喉干痛，唇鼻干燥，无痰或少痰而粘连成丝，不易咳出，或痰中带有血丝；兼症：口干，初起或伴鼻塞、头痛、微寒、身热等表证；舌脉：舌质红，干而少津，苔薄白或薄黄，脉浮数或小数。治法：疏风清肺，润燥止咳。

健
康
中
国
·
名
家
科
普

　　内伤咳嗽多为虚实夹杂，本虚标实，其中痰湿、痰热、肝火多为邪实正虚；肺阴亏耗咳嗽则属正虚，或虚中夹实。

　　（1）痰湿阻肺证。主症：咳嗽反复发作，咳声重浊，痰多，因痰而嗽，痰出咳平，痰黏腻或稠厚成块，色白或带灰色；兼症：每于早晨或食后则咳甚痰多，进甘甜油腻食物加重，胸闷，脘痞，呕恶，食少，体倦，大便时溏；舌脉：舌苔白腻，脉象濡滑。治法：燥湿化痰，理气止咳。

　　（2）痰热蕴肺证。主症：咳嗽气息粗促，或喉中有痰声，痰多质黏厚或稠黄，咳吐不爽，或有热腥味，或吐血痰，胸胁胀满，咳时引痛；兼症：面赤，或有身热，口干而黏，欲饮水；舌脉：舌质红，舌苔薄黄腻，脉滑数。治法：清热肃肺，豁痰止咳。

　　（3）肝火犯肺证。主症：上气咳逆阵作，咳时面赤，咽干口苦，常感痰滞咽喉而咳之难出，量少质黏，或如絮条；兼症：胸胁胀痛，咳时引痛。症状可随情绪波动而增减；舌脉：舌红或舌边红，舌苔薄黄少津，脉弦数。治法：清肝泄肺，顺气降火。

　　（4）肺阴亏耗证。主症：干咳，咳声短促，或痰中带血丝，或声音逐渐嘶哑；兼症：口干咽燥，或午后潮热，颧红，盗汗，口干，日渐消瘦，神疲；舌脉：舌质红、少苔，脉细数。治法：滋阴润肺，化痰止咳。

治疗小儿咳嗽的中成药有哪些？

　　小儿咳嗽常用中成药有：（1）小儿肺热咳喘口服液：清热解毒，宣肺止咳，化痰平喘，用于感冒、支气管炎属痰热壅肺症者。（2）清肺化痰颗粒：清肺化痰，退热平喘，用于风热上攻或毒热壅肺症。症见咳嗽痰盛，气促作喘，高热不退，舌红苔黄，脉浮数等。（3）小儿消积止咳口服液：清热肃肺，消积止咳，用于小儿饮食积滞、痰热蕴肺所致的

咳嗽、夜间加重、喉间痰鸣、腹胀、口臭等。（4）健儿清解液：有清
热解毒、消滞和胃的功效，适用于咳嗽咽痛、食欲不振、脘腹胀满者。
（5）咳喘灵颗粒或口服液：用于发热或不发热、咳嗽有痰、气促者，针
对反复咳嗽、气喘。

推拿按摩治疗小儿咳嗽效果如何？

小儿推拿是以中医基础理论为指导，以推拿手法为主要手段，以预
防治疗儿科疾病和保健为目的的方法，属中医外治法的范畴。由于小儿
为纯阳之体，生长发育迅速，脾常不足，脾虚会导致纳差，营养不良；
脾失健运又会化生痰湿，使得咳嗽缠绵难愈，正所谓"脾为生痰之源，
肺为贮痰之器"。小儿推拿能健肺祛邪、理气化痰、行滞消食，既能宣肺
止咳化痰，又能健脾消食行滞，对肺、脾功能有很好的调节作用，故无
论对外感咳嗽，还是对内伤咳嗽，都有较好的疗效。

小儿如何配合医生做好治疗？

引起小儿咳嗽的原因很多，医生诊治小儿咳嗽时需要找到引起咳
嗽的真正原因，并给予治疗。对于小儿咳嗽诊治的过程，尤其是对于长
时间咳嗽病因的找寻和治疗，是有一定难度的，需要家长积极配合。家
长和孩子需要尽可能地做到以下几个方面。（1）详细向医生提供病史。
不同原因引起的咳嗽，具有不同的特点或伴随症状，因此家长在日常生
活中要注意观察孩子咳嗽的特点，比如咳嗽的频率，咳嗽的程度，咳嗽
比较明显的时间段，咳嗽的诱发因素（如运动、吸入刺激性气味、进食
等），咳嗽的伴发症状（如发热、流涕等）。（2）配合完成相关检查。如
血常规、胸片、过敏原检测及肺功能测试等。（3）按时服药。家长需要
按照医嘱按时给孩子服药，这样才能够判定治疗是否有效。（4）避免高

危因素。避免被动吸烟，过敏的孩子避免接触过敏原，如不要养宠物。
(5) 加强护理。饮食宜清淡，避免油腻食物，避免海鲜等容易过敏的食物。保证孩子充足的睡眠。

小儿咳嗽的影响因素有哪些?

　　小儿咳嗽的影响因素主要包括以下几个方面：(1) 小儿的年龄。年龄是影响小儿咳嗽的一个重要因素，不同年龄的小儿引起咳嗽的病因不同。年龄越小的孩子，机体抵抗力越差，因此，引起咳嗽的原因可能更多的是感染因素。对于 1 岁左右的孩子，如果长时间咳嗽，按照常规治疗咳嗽未见好转，一定要注意气管、支气管异物的可能。而对于学龄儿童，慢性咳嗽多以过敏性咳嗽或咳嗽变异性哮喘多见。(2) 季节。在不同的季节里，小儿发生咳嗽的原因也不同。如在寒冷的冬季，病毒感染多见，是流感的高发季节。因此，在这个季节中，呼吸道感染，尤其是病毒感染，就是引起小儿咳嗽常见的原因了。而在春秋季节，过敏因素可能是引起小儿咳嗽的常见原因。(3) 居住环境、被动吸烟。家庭居住环境差，人口多，或家中有人抽烟，都会引起或加重孩子咳嗽。(4) 家族史。如果孩子父母有哮喘或过敏病史，那么孩子长期咳嗽就要考虑咳嗽变异性哮喘的可能了。

小儿咳嗽的保健护理和预防

小儿咳嗽会传染吗？

引起小儿咳嗽的原因有很多，按照是否有病原菌的感染，可以分为感染性咳嗽和非感染性咳嗽。所谓的感染性咳嗽，就是指各种病原菌感染机体呼吸道后所引起的咳嗽，多数有痰，有的孩子会出现发热，比如常见的上呼吸道感染、支气管炎或肺炎等引起的咳嗽。引起呼吸道感染的病原菌也有很多种，如常见的病毒、细菌、肺炎支原体等。如果是这些病原菌感染机体呼吸道引起咳嗽的话，这些病原菌会在孩子之间引起交叉感染，尤其是在人口聚集、不通风的场所更容易引起交叉感染，但这些病原菌引起的呼吸道感染不属于传染病。但是，如果是结核分支杆菌感染引起肺结核而出现咳嗽的话，就属于传染病了，结核分枝杆菌会在不同个体间相互传染而引起咳嗽。非感染性咳嗽指的是过敏、刺激性因素、鼻炎鼻窦炎等引起鼻后滴漏、气管支气管异物等原因引起的咳嗽。对于非感染性咳嗽主要是要查找病因，针对病因给予相应的治疗。非感染性咳嗽不具有传染性，也不会引起交叉感染。

小儿咳嗽期间应如何调整饮食？

小儿咳嗽期间需注意饮食调节，包括以下几个方面：（1）忌寒凉食物。宝宝咳嗽时不宜喝冷饮或冷冻饮料。中医认为，这个时候如果饮入寒凉之品，可伤及人体的肺脏，进而使得咳嗽症状加重，日久不愈。（2）忌酸甜、辛辣食物。酸食会收敛痰液，使痰不易咳出，导致宝宝咳嗽难愈。同时，糖果、巧克力、蛋糕等甜食、辛辣食物食用过多，会助热生痰，而不利于咳嗽的好转。（3）忌油腻和油炸食物。油腻食物会产生内热，加重咳嗽，而油炸食物会加重孩子的胃肠道负担，助湿助热，滋生痰液，而使咳嗽不容易痊愈。（4）忌鱼类、海鲜类食物。尤其是对于过敏性咳嗽的孩子，不能进食此类食物，否则，可能会由于孩子对此类食物过敏而加重咳嗽。（5）忌花生、瓜子等坚果类食物。一方面此类食物含油脂较多，食后易滋生痰液，使得咳嗽加重；另一方面，此类食物容易引起过敏，因此对于过敏性咳嗽的患儿尤其应该忌食。（6）忌补品，如一些补益类汤。在孩子咳嗽期间，应忌此类补品，以免使咳嗽不易痊愈。（7）多喝水。多喝水除可满足身体对水分的需要外，充足的水分还有利于稀释痰液，使得痰液容易咳出，并可以增加尿量，促进有害物质的排出。（8）清淡饮食。宜少吃肉类食物，少盐，多吃蔬菜，适当吃水果。

小儿咳嗽期间应如何调整心理状态？

咳嗽是小儿最常见的症状之一，家长在面对孩子咳嗽的时候，一定要注意调整好自己的心理状态。

首先，家长应该对咳嗽有个正确的认识。咳嗽是人体的一种保护性呼吸反射动作，咳嗽对于机体是有利的，人们能够通过咳嗽反射有效清除呼吸道内的分泌物或进入气道的异物。因此，对于不频繁、较轻的咳嗽，而且病因明确如存在上呼吸道感染、支气管肺炎等，持续时间不长（如小于 4 周）的咳嗽，家长不必过度焦虑，积极配合医生治疗，并做好孩子的护理，加强给孩子拍背，注意饮食，咳嗽是可以较快好转的。

其次，家长应对频繁的咳嗽或持续时间比较长（如大于 4 周）的咳嗽，给予重视。咳嗽也有不利的一面，剧烈或长期的咳嗽会影响患儿和家长的生活，甚至影响到患儿和家长的心理状态。因此，家长要积极带孩子到正规医院就诊，做相关检查，尽可能明确病因。

最后，家长对于孩子的长期咳嗽，要尽可能做到思想上重视，但是行为上不能表现出过度焦虑。因为如果家长很焦虑，无论孩子大小，都会被家长焦虑的心情而影响，轻则不利于咳嗽的好转，重则加重孩子的焦虑心情，甚至出现心因性咳嗽的表现。

咳嗽患儿如何调理体质？

很多孩子表现为容易反复咳嗽，咳嗽时间长，迁延不愈，平时手或足凉，多汗、乏力等，这些情况都说明孩子的体质可能不是很好。孩子体质变差的原因可能有以下几个方面：（1）疾病本身损伤元气。如孩子患支气管炎、肺炎等，或疾病比较重，或一段时间内反复出现呼吸道感染，都可能会损伤孩子的正气，导致体质下降。（2）不合理用药。经常使用抗生素或多种中成药联合使用。抗生素只有在细菌感染的情况下使用才有效，而过多使用抗生素有可能引起肠道菌群紊乱。目前市面上有很多种中成药，而有些中成药有相同或相似的成分，多种中成药联合应用，有可能加重药物的不良反应。特别是清热解毒的药物，如果服用过多，或者孩子是虚寒体质，也会导致孩子体质下降。

因此，调理孩子的体质，对于加快咳嗽的好转或避免再次感染都是有益处的。中医在这一方面有比较好的效果，如口服中药、推拿等。

同时，还要帮助孩子改变不良的生活习惯，如饮食及睡眠习惯等。平时要注意均衡饮食、荤素搭配，保证充足的睡眠。另外，还要注意多进行户外活动，进行适当的体育活动等，这些都有助于小儿体质的改善和增强。

长期服用中药可以防止小儿反复咳嗽吗？

引起小儿反复咳嗽的原因很多，增强体质有助于减少咳嗽的复发，因此，根据小儿体质情况，适当服用中药调理一段时间，有助于改善和增强小儿的体质。但是，家长在给孩子服用中药的过程中，应注意以下几个问题：（1）任何药物都是有不良反应的，而且小儿各个脏器仍处于生长发育的过程中，功能尚未健全，很容易受到伤害，因此，如果不加限制地长期服用中药，会造成小儿机体的一些伤害。（2）服用中药无论是用来治疗咳嗽，还是用来增强小儿的体质，都需要一个疗程，应由专业的中医医生进行辨证施治，而不能无限度地长期服用。（3）引起咳嗽的原因很多，因此对于小儿反复咳嗽，应注意寻找咳嗽的原因，针对病因进行治疗，而不能一味地依靠口服中成药来达到治疗咳嗽和预防咳嗽反复发作的目的。

咳嗽患儿如何进行日常锻炼？

体育锻炼有利于人体骨骼、肌肉的生长，增强心肺功能，改善血液系统、呼吸系统、消化系统的机能状况，有利于人体的生长发育，提高抗病能力，增强机体的适应能力。因此，咳嗽患儿也应进行日常锻炼，但应遵循以下几点：（1）应在病情平稳期进行锻炼。锻炼贵在坚持，应渗透在日常的生活中，而不是在孩子生病出现咳嗽的时候才意识到锻炼的重要性，进而催促孩子进行锻炼，尤其是不能在孩子急性发病期锻

健康中国·名家科普

炼。（2）选择适宜孩子年龄的锻炼方式。小儿处在生长发育的过程中，身体各个器官也处于不断生长的过程中，因此，家长应选择适宜孩子年龄特点的日常锻炼方式。如对于小婴儿，应加强户外活动；幼儿可以选择玩球等活动；年龄较大的孩子可以选择跳绳、踢球、游泳等有氧运动。（3）锻炼宜循序渐进，不能急于求成。小儿日常锻炼应注意适量及规律，既不要三天打鱼两天晒网，也不可过劳、过累，适得其反，要循序渐进。

什么运动有助于增强体质、减少复发？

在日常生活中适当进行运动，有助于增强儿童抵抗力，减少疾病的发生和复发，而运动项目的选择应根据儿童的年龄、自身特点和喜好进行选择，这样还有助于调节身体的协调性，增加孩子的兴趣。下面介绍几种常见的运动：（1）球类运动，如篮球、足球、排球等。这类运动不仅能增强孩子的运动能力，提高免疫力，还有助于培养团结协作的精神，结交朋友，培养个人的兴趣，增加孩子的自信心。（2）武术、跆拳道、空手道等。这类运动不仅能够使孩子的身体得到很好的锻炼，还能够激发孩子的运动潜力，同时在学习的过程中，还有助于培养孩子好的品质。（3）舞蹈。坚持学习舞蹈不仅有助于增强孩子的体质，还有助于锻炼孩子身体的柔韧性，培养气质，增强孩子的自信心。（4）游泳。游泳是很好的有氧运动，能够改善孩子的心肺功能，锻炼肺活量，改善肺功能，对于支气管哮喘、咳嗽变异性哮喘等患儿是个很好的运动选择。

小儿咳嗽治疗后影响食欲吗，怎么办？

孩子生病本身会影响到消化系统，而且药物治疗也会引起孩子出现食欲下降等表现，因此，家长要注意以下几点：（1）饮食添加要循序渐进。初期饮食要予以可口的、清淡的、有营养的饮食，例如面条、片汤等食物，之后可以逐渐适量增加蛋类、肉类等。（2）饮食应均衡，荤素搭配。小儿生病期间体质较弱，予以适量高蛋白、有营养的食物有助于补充能量及蛋白质，对于恢复有所好处，但并不是大鱼大肉，可以予以适量鸡蛋、精瘦肉、植物蛋白丰富（例如豆类）的食物补充蛋白质。（3）避免甜食、冷饮及过咸的食物，否则很容易诱发孩子出现咳嗽。（4）避免辛辣、油腻的食物。（5）可以给予助消化的药物，如果孩子食欲不好，较长时间不能恢复，可以适当给予健胃消食的药物及肠道益生菌，以改善胃肠道功能。

健康中国·名家科普

小儿咳嗽经常便秘怎么办？

（1）可适量多食一些粗粮及富含膳食纤维的绿色蔬菜。较大量的膳食纤维混在食物中，可以使食物的容量增加，形成较大的粪团，这使得肠道蠕动时，易于将食物残渣推送。但需要注意的是，过量的膳食纤维会使得食物在肠胃中滞留时间增长，引起胀气和腹痛，因此，进食富含膳食纤维的食物应适量，不宜过度。（2）多补充水分，比如晨起喝一杯水。值得注意的是，多补充水分，并不是说一次喝大量的水，而是要多次补充水分，尤其是适当运动之后，身体失水，应及时补充水分，不然运动不仅不能缓解便秘，反而更容易造成大便硬结。（3）要养成定时排便的习惯，一旦有便意，应及时排便。（4）适当进行运动，这样有助于增加肠蠕动，促进排便，但应注意补充水分。（5）家长还可顺时针按揉腹部，促进小儿肠道蠕动。（6）可以适当补充肠道益生菌。

小儿咳嗽出现腹泻怎么办？

小儿咳嗽时如果出现腹泻，家长应注意以下几个问题：（1）饮食选择。应给予清淡、易消化的食物，少食多餐，食物以米粥、米汤、米糊等为主。这些食物易于消化，而且可以提供较高的能量。之后根据孩子腹泻情况，可以适当添加清淡、少油、少渣的半流质饮食，如大米粥、藕粉、面片等。腹泻完全停止时，可增加一些鱼片、碎嫩瘦肉、菜泥等食品。（2）补充水分。应让腹泻患儿多饮水，腹泻明显时可以予口服补液盐补充水分，避免脱水和电解质紊乱。（3）对于腹泻明显的孩子，应留取大便，化验大便常规和潜血，帮助判断是否有细菌性肠炎，指导是否需要应用抗生素治疗。（4）暂停容易引起腹泻的相关药物，如止咳化痰的中成药。（5）可给予益生菌口服，腹泻严重时需给予止泻药物治疗。

小儿咳嗽多痰如何处理？

保持呼吸道的通畅对于呼吸系统疾病的治疗非常重要，对于咳嗽多痰的小儿，家长应注意以下几个方面：（1）应适当多喂温开水，这样有助于维持呼吸道黏膜湿润，有助于痰液的排出。（2）多拍背，有助于痰液的排出。家长可以将手呈空心状（似握个鸡蛋状），孩子呈立位，稍用力，从下往上拍，一次拍15～20分钟，一天拍1～2次。这样有助于痰从呼吸道深部排出，即使孩子不会吐痰，痰液吞下胃后也可经大便排出。（3）只要有痰的刺激，宝宝就会咳嗽，一旦有痰液排出，咳嗽就能暂时缓解。父母在宝宝咳嗽时，抱起患儿，用空掌轻轻拍宝宝的背部，上下左右都拍到。多数是肩胛下的部位，也就是肺底部容易积痰。（4）药物促进痰液的排出。目前止咳化痰的药物有口服药和雾化药物，口服药又分为西药和中成药，可以根据孩子的年龄和情况，来选择不同的药物和方法治疗。

小儿咳嗽的中医药康复调理手段有哪些？

小儿咳嗽的中医药康复调理手段包括外用敷贴、捏脊推拿等。(1) 贴敷疗法：如止咳贴、三伏贴。贴敷疗法是以中医基础理论为指导，应用中草药制剂，施于皮肤、孔窍、俞穴及病变局部等部位的治病方法，属于中药外治法。贴敷法最有名的莫过于三伏贴了，可将特制的药贴贴于心俞、肺俞、膈俞、定喘穴左右共8个穴位上，每伏的第1天进行，3次为一个疗程，连续治疗3年。(2) 捏脊推拿治疗。风热咳嗽者可推拿大椎、曲池、合谷，采用泻法；风寒咳嗽者可推拿风池、列缺、尺泽，采用平补平泻；气虚者可推拿足三里、神阙、大椎，采用补法。小儿推拿除了有良好的治疗效果外，还有非常好的保健功能，经常运用小儿保健按摩，可以增强小儿体质，提高小儿的抗病能力，而且小儿推拿按摩治疗无不良反应、无痛苦，易于被小儿和家长接受。

以上中医方法，根据病情不同，穴位及药贴也有所不同，建议到专业中医医院就诊后行相关治疗。

如何预防小儿咳嗽的发生？

应注意从以下几个方面预防小儿咳嗽：(1) 加强护理。家长需注意随着季节气候的变化给孩子增减衣服，防止过冷过热。(2) 注意饮食，适度饥饱。夏季炎热，秋季干燥，要注意给孩子补充水分。注意少吃甜食、饮料。注意饮食多样化，不要偏食挑食，使维生素、微量元素成比例地吸收。饮食注意不宜过饱。(3) 注意运动。适当的户外活动，可以增强小儿体质，提高免疫力和抵抗力。(4) 远离花草、宠物。这点对于过敏因素参与的咳嗽尤其重要，最好不要养猫、狗等宠物，因为宠物身上的毛皮过敏原会在房间里停留长达 3 个月，而且也别让宝宝近距离接触花朵，因为花粉也可能是过敏原。(5) 保持居室内空气新鲜、定时开窗换气。污浊的空气会对呼吸道黏膜造成不良刺激，可使呼吸道黏膜充血、水肿、分泌异常或加重咳嗽，严重的可引起喘息等症状。(6) 远离尘土、油烟异味。尘土、油烟异味都有可能引发或加重儿童咳嗽。打扫卫生时注意不要让灰尘飞扬起来，可用湿抹布轻轻擦拭家具，另外家中应避免使用地毯。厨房油烟要及时排出，家长更不可在家吞云吐雾，过烟瘾。对于新装修房屋，尽量多通风，避免装潢完毕马上入住。(7) 空调温度不要与外界相差过大。对于体质相对虚弱，易感儿童，温度的反差更易导致儿童外感而引发咳嗽。(8) 保证充足睡眠。保证孩子每天有充足的睡眠，会有利于孩子机体功能的各种恢复，特别对患病的孩子，更利于疾病的康复。

不同季节应如何预防小儿咳嗽？

引起小儿咳嗽的原因很多，和季节有一定的相关性。(1) 冬季比较寒冷，是呼吸道感染的高发期，也会出现流感的流行，而小儿因为年龄小，自身抵抗力弱，很容易受到病菌的侵入，因此，冬季是呼吸道感染引起小儿咳嗽的高发季。在冬季的时候，要加强小儿的护理，家中应勤通风，注意孩子保暖，避免去人口聚集的场所，家中如果有人生病了，要注意隔离，以减少呼吸道感染的机会。(2) 冬春季气温变化大，注意保暖，早晚适当添衣，白天气温高的时候适当减掉衣服，注意室内外温差，家中注意通风。(2) 春夏季万物生长，是过敏性咳嗽或小儿哮喘的高发季节。花粉增多的时候，对花粉过敏的宝宝可以通过减少外出或者外出时佩戴口罩的方式避免接触这些过敏原。(3) 秋季，干燥的季节，注意多饮水，避免呼吸道黏膜过度干燥，使呼吸道正常保护功能受到破坏。对于特别干燥的天气，家庭中可以适当使用加湿器。

改善居住环境在小儿咳嗽预防中有哪些作用？

改善居住环境对于小儿咳嗽的预防可以起到以下作用：（1）减少呼吸道感染的发生。污浊的空气对呼吸道黏膜会造成不良刺激，可使呼吸道黏膜充血、水肿、分泌异常或加重咳嗽，严重的可引起喘息等症状，而且还会增加居室内细菌、病毒等病原体的浓度，增加交叉感染的机会。因此，保持室内空气新鲜，定时开窗换气，对于预防呼吸道感染非常重要。（2）避免过敏等因素诱发咳嗽和喘息的发作。吸烟（主动或被动吸烟）是诱发咳喘的高危因素已经得到证实，因此，避免二手烟对预防小儿咳嗽的发生非常重要。另外，还要远离尘土油烟异味，打扫卫生时注意不要让灰尘飞扬起来，可用湿抹布轻轻擦拭家具。家中应避免使用地毯，避免房屋装潢完毕马上入住等，这些都有助于预防小儿咳嗽的发生，尤其是对与过敏因素有关的咳嗽尤其重要。

健康中国·名家科普

PART THREE 第 三 篇

小儿肺炎

第一章
小儿肺炎概述

什么是小儿肺炎？

小儿肺炎是指各种原因引起的肺部的炎性病变，主要临床表现为发热、咳嗽、气促及呼吸困难。引起肺炎的原因很多，大致分为感染性因素（即各种病原菌感染）和非感染性因素，如奶汁呛入、过敏、全身其他疾病影响、放射性因素等。

小儿肺炎的患病情况如何？

小儿肺炎是儿童时期最常见疾病，是我国住院小儿死亡的第一位病因，严重威胁小儿健康。就全球而言，肺炎占 5 岁以下小儿死亡总数的 1/3 ～ 1/4，是全世界 5 岁以下儿童的头号"杀手"，每年造成约 200 万名 5 岁以下儿童死亡。

每年的 11 月 12 日是寒冷开始的日子，对于孩子来说，寒冷的冬天容易生病，特别是肺炎，更是在这个季节高发。为了引起大家对肺炎的重视，这一天还是一个特殊的日子：世界肺炎日。

哪些人群容易患小儿肺炎？

由于儿童呼吸系统的解剖、生理和免疫特点，儿童为肺炎的易感人群。在儿童群体中，以下儿童更易患肺炎。

（1）营养障碍性疾病：如营养不良、维生素 D 缺乏性佝偻病、锌或铁缺乏症等；（2）免疫缺陷病：如原发性免疫缺陷病、后天获得性免疫功能低下等；（3）过敏体质患儿；（4）先天性心脏病患儿；（5）低出生体重儿；（6）空气污染环境：大气污染、空气污浊、被动吸烟、间接吸入烟雾等；（7）护理不当；（8）室内居住拥挤、致病微生物增多等。

小儿肺炎的种类有哪些？

小儿肺炎可按病理、病因、病程、病情、临床表现典型与否及肺炎发生的地点进行分类。

（1）病理分类

①大叶性肺炎：病变通常累及肺大叶的全部或大部，多由肺炎链球菌感染引起。

②支气管肺炎：是累及支气管壁和肺泡的炎症，最常见为细菌和病毒感染，也可由病毒、细菌"混合感染"。

③间质性肺炎：主要病变表现为支气管壁、细支气管壁及肺泡壁的充血、水肿与炎性细胞浸润，呈细支气管炎、细支气管周围炎及肺间质炎的改变。

（2）病因分类

①病毒性肺炎：呼吸道合胞病毒占首位，其次为腺病毒 3、7 型，流感病毒，副流感病毒 1、2、3 型，鼻病毒，巨细胞病毒和肠道病毒等。

②细菌性肺炎：肺炎链球菌、金黄色葡萄球菌、肺炎克雷伯杆菌、流感嗜血杆菌、大肠埃希菌、军团菌等。

③支原体肺炎：由肺炎支原体所致，多见于学龄前期及学龄期儿童。

④衣原体肺炎：由沙眼衣原体、肺炎衣原体和鹦鹉热衣原体引起。

⑤虫原性肺炎：包括肺包虫病、肺弓形虫病、肺血吸虫病、肺线虫病等。

⑥真菌性肺炎：由白色念珠菌、曲霉菌、组织胞浆菌、隐球菌、肺孢子菌等引起的肺炎，多见于免疫缺陷病及长期使用免疫抑制剂或抗菌药物者。

⑦非感染病因引起的肺炎：如吸入性肺炎、坠积性肺炎、嗜酸性粒细胞性肺炎（过敏性肺炎）等。

（3）病程分类

①急性肺炎：病程小于 1 个月。

②迁延性肺炎：病程 1～3 个月。

③慢性肺炎：病程≥3 个月。

（4）病情分类

①轻症：除呼吸系外，其他系统仅轻微受累，无全身中毒症状

②重症：除呼吸系统出现呼吸困难、发绀等表现外，其他系统亦严重受累，可有酸碱平衡失衡，水、电解质紊乱，全身中毒症状明显，甚至危及生命。

（5）临床表现典型与否分类

①典型肺炎：肺炎链球菌、金黄色葡萄球菌、肺炎克雷伯杆菌、流感嗜血杆菌、大肠埃希菌等引起的肺炎。

②非典型肺炎：肺炎支原体、衣原体、嗜肺军团菌、某些病毒等引起的肺炎。

（6）肺炎发生的地点分类

①社区获得性肺炎：指原本健康的儿童在医院外获得的感染性肺炎，包括感染了具有明确潜伏期的病原体而在入院后潜伏期内发病的肺炎。

②医院获得性肺炎：又称医院内肺炎，指患儿入院时不存在，也不处于潜伏期，而在入院 ≥ 48 小时发生的感染性肺炎，包括在医院感染而于出院 48 小时内发生的肺炎。

孩子得了肺炎可怕吗？

肺炎是小儿时期的一种常见病。宝宝一旦被诊断肺炎，家长容易焦虑、紧张，其实肺炎并不可怕，大多数肺炎经过积极治疗均可好转，但同时重症肺炎占 5 岁以下小儿死亡总数的 1/3 ～ 1/4，因此患儿一旦被诊断为肺炎，应引起家长重视，建议由专业医生评估患儿病情，并予以合理治疗方案，防止并发症发生。对于年龄小及合并基础疾病的患儿，更应及早就诊。

小儿肺炎的严重程度由致病原和患儿自身情况共同决定，致病原的致病毒力越强，对患儿的危害越大。同时患儿年龄小，合并基础疾病及多种高危因素者，病情越重。对于这些患儿，家长更应积极配合治疗，争取早日康复。

小儿肺炎对人的生存影响大吗？

肺炎为儿童最常见的疾病，即使健康儿童在不同年龄阶段均可能患不同类型肺炎。肺炎依据病情可分为轻症肺炎和重症肺炎。大多数肺炎均为轻症肺炎，经过治疗后均能痊愈，不危害儿童的生命健康，对其生长发育及远期生活质量无影响。但是婴幼儿合并基础疾病如营养不良、先天性心脏病，患重症肺炎时有可能危及生命，在恢复期有可能遗留并发症，如肺坏死、肺不张、肺脓肿等，均可能影响患儿生长发育及远期生活。还有一部分儿童，因其基础疾病如重症肌无力、脊肌萎缩、先天性心脏病等，可反复发生肺炎，直接影响其生活质量及预期寿命，故应积极预防感染，加强呼吸道护理，积极治疗原发病，改善生活质量。

小儿肺炎会传染吗？

小儿肺炎并非传染病，但得了肺炎的宝宝在咳嗽、打喷嚏的时候，呼出的气体飞沫中可能会带有一些病原菌，体质差的宝宝一次性吸入很多带有病原菌的小飞沫，就有可能患肺炎。即使接触了患病宝宝的孩子，并非一定会患病，但体质差、长时间近距离接触，或与流感肺炎、非典型性肺炎患者密切接触者可被传染。其实孩子也没那么容易就感染了肺炎，只要在日常生活中，注意手卫生，尽量避免去人群密集的地方，加强护理，增强体质，就可减少患肺炎的概率。

肺炎有哪些新的发展趋势？

随着科学技术的飞速发展，对于肺炎的诊断和治疗取得许多新的进展。（1）病原学方面：对于引起肺炎的病原可在分子水平上鉴定病原培养及药敏能更快明确致病原及指导临床治疗；（2）治疗方面：有效抗菌、抗病毒药物，无创呼吸机的应用，呼吸道的管理，纤维支气管镜的应用，能够缩短肺炎病程，减少并发症发生。

第二章
小儿肺炎的病因 ·······································

小儿肺炎发生的病因是什么？

（1）内在因素

①解剖结构的特殊性：婴幼儿时期容易发生肺炎是由于小儿呼吸系统解剖上的特点，如气管、支气管管腔狭窄，黏液分泌少，纤毛运动差，肺弹力组织发育差，血管丰富易于充血，间质发育旺盛，肺泡数量少，肺含气量少，易为黏液所阻塞等。

②生理特点：婴幼儿由于免疫系统的防御功能尚未发育完善，容易发生传染病、营养不良、佝偻病等疾患，这些内在因素不但使婴幼儿容易发生肺炎，并且发病比较严重。尤其是1岁以下婴儿免疫力弱，故肺炎易于扩散、融合并延及两肺。年龄较大及体质较强的幼儿，机体免疫功能逐步完善，局限感染能力增强，肺炎时往往仅出现局限性病灶，如病灶大多局限于一叶。

（2）外在因素

①病原菌：自然界中凡能引起上呼吸道感染的病原体均可由呼吸道入侵，诱发支气管肺炎，其中少数经血行入肺，包括病毒、细菌、非典型病原体、真菌、寄生虫等。如肺炎链球菌为口腔及鼻咽部的正常定植

菌群，但若呼吸道的排菌自净功能及机体的抵抗力下降时，则会引发肺炎。

②其他因素：如过敏因素、放射线、胃酸吸入、药物引起的肺炎等。

导致小儿肺炎的病原微生物有哪些？

不同年龄段的儿童易感的病原微生物不同，病原体大致分为以下几类。

（1）病毒：呼吸道合胞病毒、流感 A 或 B 病毒、副流感病毒、腺病毒、鼻病毒、EB 病毒、冠状病毒、麻疹病毒、水痘－带状疱疹病毒、汉坦病毒、巨细胞病毒病等。

（2）细菌：肺炎链球菌、流感嗜血杆菌、化脓性链球菌、金黄色葡萄球菌、百日咳杆菌、革兰阴性肠道细菌、口腔厌氧菌、β 族链球菌、脑膜炎奈瑟菌、莫奈厌氧菌、嗜肺炎军团菌、肺炎克雷白杆菌、铜绿假单胞菌、结核分枝杆菌等。

（3）肺炎支原体。

（4）衣原体：肺炎衣原体、沙眼衣原体和鹦鹉热衣原体。

（5）真菌：白色念珠菌、曲霉菌、放射菌、荚膜组织胞浆菌、皮炎芽生菌、粗球孢子菌等。

（6）其他病原：立克次体、弓形虫、原虫、寄生虫（如肺包虫、肺吸虫）等。机体免疫力低下者（如艾滋病患者）容易伴发肺孢子菌肺炎（卡氏肺囊虫肺炎）。

与小儿肺炎发病有关的细菌类型有哪些？

细菌性肺炎的症状变化较大，可轻可重，决定于病原体和宿主的状态，常见症状为咳嗽、咳痰，或原有呼吸道症状加重，并出现脓性痰或血痰，伴或不伴胸痛。引起小儿肺炎的细菌包括：肺炎链球菌、流感嗜血杆菌、化脓性链球菌、金黄色葡萄球菌、百日咳杆菌、革兰阴性肠道细菌、口腔厌氧菌、β族链球菌、脑膜炎奈瑟菌、莫奈厌氧菌、嗜肺炎军团菌、肺炎克雷白杆菌、铜绿假单胞菌、结核分枝杆菌等。最常见的细菌性肺炎有肺炎链球菌肺炎、流感嗜血杆菌肺炎和金黄色葡萄球菌肺炎。

与小儿肺炎发病有关的病毒类型有哪些？

病毒性肺炎常为吸入性感染，主要传染源是病人，通过飞沫和密切接触传染，多由上呼吸道病毒感染向下蔓延引起，也可继发于出疹性病毒感染。临床表现一般较轻，起病较缓慢，有头痛、乏力、发热、咳嗽、喘息表现。肺内多可闻及痰喘鸣音。胸部 X 线检查呈斑点状、片状或均匀的阴影。引起小儿肺炎的病毒包括呼吸道合胞病毒、流感 A 或 B 病毒、副流感病毒、腺病毒、鼻病毒、EB 病毒、冠状病毒、麻疹病毒、水痘 - 带状疱疹病毒、汉坦病毒、巨细胞病毒病等。最常见的有呼吸道合胞病毒肺炎、腺病毒肺炎和流行性感冒病毒肺炎。

与小儿肺炎发病有关的真菌类型有哪些？

真菌性肺炎常继发于婴幼儿肺炎、肺结核、糖尿病、血液病等，长期应用广谱抗生素和激素等是主要诱因。广谱抗生素可抑制体内细菌繁殖，使念珠菌失去细菌的制约过度繁殖；糖皮质激素可抑制体内的免疫功能，从而继发真菌感染。

真菌性肺炎具有支气管肺炎的各种症状和体征，但起病缓慢，多在应用抗生素治疗肺炎中出现或加剧，可有发热，咳嗽剧烈，痰为无色胶冻样，偶带血丝。肺部听诊可有中小水泡音。引起肺炎的真菌包括白色念珠菌、曲霉菌、放射菌、荚膜组织胞浆菌、皮炎芽生菌、隐球菌等。

小儿肺炎的发病机制是什么？

小儿肺炎主要是病原体由呼吸道侵入，引起细支气管、肺泡、肺间质炎症，使细支气管管腔狭窄甚至阻塞，造成通气障碍；炎症使呼吸膜增厚，肺泡腔内充满炎症渗出物，又导致换气障碍，进而引起多系统功能异常。

（1）呼吸功能障碍：主要表现为低氧血症和二氧化碳潴留，重症可出现高碳酸血症。由于通气和换气功能障碍，氧进入肺泡及氧自肺泡弥散至血流减少，动脉血氧分压及动脉血氧饱和度降低，发生低氧血症，甚至呼吸衰竭。

（2）神经系统损害：缺氧和二氧化碳潴留以及病原体毒素可以引起脑毛细血管扩张，通透性增加，引起脑细胞水肿、颅内压升高以及中毒性脑病，严重脑水肿可使呼吸中枢受到抑制而发生中枢性呼吸衰竭。

（3）循环系统损害：缺氧使肺小动脉反射性收缩，造成肺动脉压力增高，同时病原体毒素的作用可引起中毒性心肌炎，两种因素共同作用诱发心力衰竭。

（4）胃肠道功能改变：低氧血症和病原体毒素作用，使胃肠道功能发生紊乱，出现厌食、呕吐及腹泻等症状，甚至产生中毒性肠麻痹，并使胃肠道毛细血管通透性增加，引起消化道出血。

（5）酸碱平衡紊乱：肺炎患儿因低氧发生代谢障碍，酸性代谢产物增加，加之感染发热、进食少，常有代谢性酸中毒。由于通气和换气障碍引起二氧化碳潴留，导致呼吸性酸中毒。因此严重肺炎患儿可同时存在不同程度的呼吸性和代谢性酸中毒。

（6）弥散性血管内凝血：重症肺炎患儿由于不同程度缺氧、炎症介质激活、血管内皮损伤、血小板激活等，均可导致微血栓形成，引起弥散性血管内凝血（DIC）。DIC的形成是导致肺炎病死率高的原因。

空气污染与小儿肺炎的发生有关吗?

在儿童常见呼吸道疾病的发病诱因中,室内外空气污染均为重要诱因,空气污染在小儿肺炎的发生中起到了很大的作用。

(1) 室外污染:如 PM2.5、二氧化硫、总悬浮颗粒、降尘等,可使儿童的上呼吸道感染、支气管炎、鼻炎、扁桃体炎、哮喘、肺炎的患病率增加,大气污染可明显损害儿童呼吸系统健康。

(2) 室内污染:室内污染包括吸二手烟 (38.30%)、三年内家里有过装修 (30.11%) 以及烹调不使用排气扇 (23.50%)。家庭住房沿街情况、取暖方式、住房类型、房间数、家中有无排气扇及室内烟雾程度、被动吸烟、室内装修程度、装修后入住时间、父母亲患病史对儿童患呼吸道疾病均有明显的不利影响。其中细菌和真菌等空气微生物是室内空气质量的重要参数之一。室内空气微生物污染,可导致人们出现眼刺激感、哮喘、过敏性皮炎、过敏性肺炎和传染性疾病,重者甚至导致死亡,也可称为“不良建筑物综合征 (sBs)”。细菌和真菌等微生物在室内滋生繁殖而污染空气,已经成为目前重要的公共环境卫生问题。

因此,应注意避免到室外污染的环境中活动,重视室内空气净化工作。如经常打开门窗通风,促进空气流通;保持家庭卫生、整洁;室内装修不能一味追求豪华,尽量选用环保建材,通风 6 个月以上再选择入住;空调需定期清洗,减少尘螨堆积。条件允许的家庭,可采购空气净化器,定期净化室内空气。

个人习惯与小儿肺炎的发生有关吗?

不良的家庭、个人生活习惯与小儿肺炎的发生密切相关,良好的生活习惯可以帮助自身及他人免受肺炎的侵扰。

(1) 家长的不良生活习惯如吸烟,餐具消毒不彻底,未及时给儿童添减衣物，出汗情况下突然到冷空气中等护理不周都是导致儿童肺炎的重要诱因。应尽量避免接触呼吸道感染的病人，在呼吸道疾病流行的季节减少到公共场合，切断传播途径。

（2）随地吐痰，餐前便后不洗手，共用公共毛巾，患病出行，就医不带口罩等不良习惯均可将病原体带入体内或传染给他人。

（3）不良饮食习惯，如喜吃肉不吃青菜水果，吃饭时狼吞虎咽，吃饭时说话、玩耍等可引起异物呛入气道致吸入性肺炎。应注意饮食营养均衡，在进食或喂食时，注意力集中，细嚼慢咽，避免边吃边说，以防失误呛吸入肺导致吸入性肺炎。

（4）不爱喝白开水，喜喝各种饮料。

（5）室内不开窗通风，空气不流通。病原体易定居繁殖，引起呼吸道感染。应注意开窗通风，降低病原体数量，减少感染机会。

（6）穿衣护理不当，如过度保暖，不爱室外活动均易致呼吸道感染，引发肺炎。应注意合理增减衣物，室外活动，适当锻炼，以增强体质及机体抵抗力。

身体抵抗力与小儿肺炎的发生有关吗？

身体抵抗力下降、免疫功能异常是引起小儿反复呼吸道感染和肺炎的重要原因。

婴幼儿时期特异性免疫功能和非特异性免疫功能均未发育成熟，某些患儿还可能存在免疫功能缺陷，其缺陷的原因可能为原发性，也可能继发于某些疾病，如肾病综合征或使用某些免疫抑制剂等。免疫力的低下，使小儿对气温骤变及寒冷的适应能力降低，导致肺炎病原的入侵，从而引起肺炎的发生。

营养不良与小儿肺炎的发生有关吗?

儿童时期是人生长发育最旺盛阶段，也是生命最脆弱的时期，营养不良尤其是营养性贫血影响儿童各器官系统的功能，不仅影响免疫系统功能，降低免疫细胞的分化能力，影响免疫力，增加感染机会，导致肺炎的易患性，而且也能影响患儿的神经发育，甚至造成智力发育迟缓，严重者可引起精神障碍。因此，小儿肺炎与营养缺乏性疾病（营养性贫血、佝偻病、营养不良）有着密切关系。营养缺乏性疾病对小儿肺炎的患病率、严重程度与预后都有明显的影响。

维生素 D 能调节免疫细胞的增殖分化，维生素 D 不足可引起免疫细胞分化增殖受损，儿童抵抗力下降，容易导致肺炎发生。肺炎患儿血钙水平降低也主要与维生素 D 缺乏有关。

体内某些微量元素水平下降也会降低儿童对肺炎致病原的防御能力，部分反复性肺炎的发生与血微量元素锌、铁缺乏有密切关系；同时肺炎亦能影响某些微量元素的吸收。应定期为儿童检测体内微量元素水平，积极查找导致锌、铁缺乏的高危因素和基础疾病，并采取有效干预措施。适时适量给微量元素水平低下儿童进行补充，可增加其免疫力，预防肺炎发生。同时服用锌铁制剂时需要考虑到铁、锌、铜等各种矿物元素及多种维生素之间的相互平衡及相互干扰。

健康中国·名家科普

小儿肺炎的临床表现与诊断

小儿肺炎的主要临床表现及体征有哪些？

小儿肺炎的主要临床表现有发热、咳嗽、喘鸣、呼吸频率增快、呼吸困难、胸壁吸气性凹陷、屏气、胸痛、头痛或腹痛等。

（1）发热：发热为小儿肺炎的重要症状，腋温＞38.5℃伴三凹征，尤其胸壁吸气性凹陷和呼吸增快（除外因哭吵、发热等所致者）应视为病情严重。

（2）呼吸频率增快：呼吸频率增快提示肺炎，尤其是 5 岁以下儿童。呼吸增快的判定标准（平静时观察 1 分钟）：

＜2 月龄	≥ 60 次／分钟；
2 月龄～1 岁	≥ 50 次／分钟；
1～5 岁	≥ 40 次／分钟；
＞5 岁	≥ 30 次／分钟。

（3）吸气时胸壁凹陷。

（4）呼吸困难：呼吸费力。

（5）口周发青：重症病人可出现面色青灰。

（6）喘息：呼吸时可听见"嘶嘶"的声音。病毒性肺炎和支原体肺炎常可闻及喘鸣音。

（7）湿性啰音等体征：肺部听诊可及中小水泡音或痰喘鸣音。

重症肺炎有哪些表现？

2 月龄～ 5 岁儿童出现胸壁吸气性凹陷或鼻翼扇动或呻吟之一表现者，提示有低氧血症，为重症肺炎；如果出现中心性发绀、严重呼吸困难、拒食或脱水征、意识障碍（嗜睡、昏迷、惊厥）之一表现者为极重症肺炎，这是重症肺炎的简易判断标准。

肺炎的严重性如何界定？

轻症肺炎与重症肺炎的界定见表 3–1。

表 3–1　轻症肺炎与重症肺炎的鉴别

临床特征	轻症肺炎	重症肺炎
一般情况	好	差
拒食和脱水征	无	有
意识障碍	无	有
呼吸频率	正常或略增快	明显增快
发绀	无	有
呼吸困难（呻吟、鼻翼扇动及三凹征）	无	有
肺浸润范围	≤ 1/3 的肺	多肺叶受累或≥ 2/3 的肺
胸腔积液	无	有
脉搏血氧饱和度	> 96%	≤ 92%
肺外并发症	无	有

注：呼吸明显增快判断标准：婴儿 >70 次／分；年长儿 > 50 次／分。

小儿肺炎常有哪些并发症？

小儿肺炎并发症分肺部和肺外并发症。肺部并发症包括胸腔积液或脓胸、脓气胸、肺脓肿、支气管胸膜瘘、坏死性肺炎以及急性呼吸衰竭。肺外并发症包括脑膜炎、脑脓肿、心包炎、心内膜炎、骨髓炎、关节炎以及脓毒症、溶血尿毒症综合征等。

咳铁锈色痰应高度警惕肺炎吗？

咳痰是呼吸系统疾病的重要症状。咳铁锈色痰多见于肺炎链球菌感染引起的大叶性肺炎。临床上起病急骤，常以高热、恶寒开始，继而出现胸痛、咳嗽、咳铁锈色痰，呼吸困难，并有肺实变体征及外周血白细胞计数增高等。铁锈色痰液的形成主要和红细胞破坏、含铁血黄素增高有关。大叶性肺炎红色肝样变期肺泡壁毛细血管扩张充血、通透性增加，肺泡腔内充满纤维素（少量）和大量红细胞，肺泡腔内的红细胞被巨噬细胞吞噬、崩解后，形成含铁血黄素随痰液咳出，致使痰液呈铁锈色。咳铁锈色痰时应注意肺炎可能，应就医进一步诊治。

诊断小儿肺炎有哪些方法？各有何意义？

小儿高热持续4～5天不退或反复发热；咳嗽、咳痰加重，呼吸急促；面色差，精神食欲差，夜卧不安，就要警惕肺炎可能，应及时去医院就诊，通过体格检查及辅助检查明确诊断。

肺炎的辅助检查方法包括放射学检查（胸片，必要时肺部CT检查）和外周血检查、痰病原学检查、血清特异性抗体检测等。

（1）胸部影像学检查：根据不同的影像学特征，可判断肺内炎症的范围（大叶性、小叶性、肺段、弥漫性），可能的性质（实质性、间质性、肺不张等）及有无肺部并发症（胸腔积液、气胸、坏死等），对抗菌药物的合理选择及其他对症和支持治疗均有重要的临床价值。

（2）痰病原学检查：主要包括痰涂片找菌及抗酸染色、痰细菌及真菌培养、痰病毒分离。对收住院的社区获得性肺炎患儿，尤其是经验治疗无效及有并发症的重症患儿，应积极开展微生物诊断寻找病原，指导进一步合理使用抗菌药物。

（3）血清特异性抗体检测：目前支原体肺炎诊断主要依据肺炎支原体 IgM 抗体阳性或恢复期较急性期滴度 4 倍升高明确。

（4）支气管镜检查：儿科软式支气管镜术已成为儿科呼吸疾病诊治中安全、有效和不可缺少的手段，能直接镜下观察病变、钳取标本、行支气管肺泡灌洗术和直接吸取肺泡灌洗液进行病原检测，也能在支气管镜下进行局部治疗。多项临床研究表明，儿科支气管镜术对于儿童重症或难治性肺炎的诊治是有帮助的。尤其对痰液堵塞合并肺不张患儿疗效显著。文献报道，对支原体肺炎合并肺不张，经常规静脉抗感染治疗胸部影像学无明显好转，甚至肺不张阴影更加密实的患儿，建议早期行支气管镜下局部灌洗治疗。

外周血检查在小儿肺炎诊断中的作用及意义？

（1）外周血白细胞（WBC）计数与中性粒细胞百分比：是传统的判断社区获得性肺炎（CAP）患儿是否为细菌感染的筛查工具。但近来研究证实，单独应用外周血 WBC 计数与中性粒细胞百分比作为细菌或病毒感染的筛查工具既不敏感，也非特异。因此对于 CAP 患儿，不能单独应用二者来预测细菌或病毒感染，需结合临床病史及其他实验室检查综合判断。

（2）红细胞沉降率（ESR）、C 反应蛋白（CRP）或血清降钙素原（PCT）浓度：ESR、CRP、PCT 浓度明显升高对小儿细菌性肺炎诊断有一定指导意义。但这些非特异性的炎症指标区分细菌及非细菌病原的敏感性和特异性均较低，难以得出一个折点标准。当 CRP 和 ESR 都增高，而 WBC 不增高时，应该考虑支原体肺炎的可能。

（3）血氧饱和度测定：低氧血症是社区性获得性肺炎死亡的危险因素，住院 CAP 患儿常存在低氧血症，因此，所有住院肺炎和疑似低氧血症的患儿都应监测动脉血氧饱和度。脉搏血氧饱和度的测定提供了非侵入性检测动脉血氧饱和度的手段，动脉血气分析为侵入性检查，是判断呼吸衰竭类型、程度及血液酸碱失衡的关键指标，可据病情需要选择。

同是小儿肺炎，为什么症状差别很大？

肺炎的常见症状包括发热、咳嗽、咳痰，可有喘息、拒食、呕吐、嗜睡、烦躁等。但同样是肺炎，临床表现、体征及胸部影像学的表现却千差万别，这是由于引起肺炎的病原体不同所致。如肺炎链球菌肺炎多起病急剧，突发高热、胸痛、纳差、疲乏和烦躁不安，最初数日多咳嗽不重，无痰，后可有铁锈色痰，胸片可见大片阴影均匀而致密；而流感病毒肺炎同样起病急，发病后 48 小时高热持续不退，呼吸道症状显著，喘息严重，有时退热后仍喘，常伴有呕吐、腹泻，X 线胸片可见肺门两旁的肺野有不整齐的絮状或小球状阴影。肺炎可由单一病原体或多种病原体感染引起，由于不同的病原体生物学特性不同，故不同病原体肺炎症状差别很大。就细菌性肺炎来说，细菌的毒力与细菌的结构有关，有荚膜的细菌可以抵御噬菌作用，毒力较大；不同年龄段儿童易患病原也有很大不同，表现也不同。此外，肺炎表现的不同还与小儿的基础情况、免疫功能有关，存在基础疾病、免疫功能低下的儿童易进展为重症肺炎。

呼吸道合胞病毒肺炎的特点是什么？

呼吸道合胞病毒简称合胞病毒，属副黏病毒科，是引起小儿病毒性肺炎最常见的病原，可引起间质性肺炎及毛细支气管炎。

呼吸道合胞病毒肺炎简称合胞病毒肺炎，是一种小儿常见的间质性肺炎，多见于婴幼儿，半数以上为 1 岁以内婴儿，男多于女，比例为 (1.5～2)∶1。由于母传抗体不能预防感染的发生，因而出生不久的小婴儿即可发病。该病毒是造成发展中国家 5 岁以下儿童发生急性下呼吸道感染的最常见病因。我国北方多发生于冬春季，南方多发生于夏秋季。

呼吸道合胞病毒感染的潜伏期为 2～8 天（多为 4～6 天）。初期可表现为咳嗽、鼻塞、流涕，约 2/3 病例有发热，大多为低中度热，发热一般不是持续性的，较易由退热药退烧。轻症病例呼吸困难、精神症状不明显；中、重症有较明显的呼吸困难、喘憋、口唇青紫、鼻翼扇动及三凹征，少数重症病例可并发充血性心力衰竭。胸部 X 线多数有小点片状阴影，大片状者极为罕见，部分患儿有不同程度的肺气肿。血常规白细胞多数在 10×10^9/L 以下，中性粒细胞多在 70% 以下。本病大多为轻症，6～10 日可临床恢复，胸部 X 线阴影多在 2～3 周消失。如隔离措施不力，易有继发感染，可再度发热。

腺病毒肺炎的特点是什么？

腺病毒感染是我国较为常见的疾病之一，可引起咽－结合膜热、肺炎、脑炎、膀胱炎、肠炎等，其中腺病毒肺炎是婴幼儿病毒性肺炎中最严重类型之一，多见于 6 个月～2 岁的婴幼儿。

腺病毒肺炎在我国北方多见于冬春两季，潜伏期 3～8 天，一般急骤发热，往往自起病 1～2 日起即发生 39℃ 以上的高热。起病时即有咳嗽，往往表现为频咳或轻度阵咳；呼吸困难及发绀多数开始于第 3～6 日，逐渐加重；重症者出现鼻翼扇动、三凹征、喘憋（具有喘息和憋气的梗阻性呼吸困难）及口唇青紫。发病后 3～4 天出现嗜睡、萎靡等，有时烦躁和萎靡相交替。面色苍白较为常见，重者面色发灰，心率增快，重症多在 160～180 次／分，有时可达 200 次／分以上。半数以上患儿有轻度腹泻、呕吐，严重者常有腹胀。肺部病变多在发病第 3～5 天开始出现，可有大小不等的片状病灶或融合性病灶，以两肺下野及右上肺多见。发病后 6～11 天，其病灶密度随病情发展而增高，病变也增多，分布较广，互相融合。腺病毒肺炎热型不一致，多数稽留于 39～40℃以上不退。轻症者一般 7～11 日体温恢复正常，其他症状也较快消失。重症病例于 5～6 日以后有明显嗜睡，面色苍白发灰，肝肿大明显，喘憋明显，恢复者于 10～15 日热退。白细胞总数较低，绝大多数低于 $12×10^9/L$，中性粒细胞不超过 70%。本病病死率在 5% 以下。

肺炎链球菌肺炎的特点是什么？

肺炎链球菌可引起大叶性肺炎，皆为原发性，多见于 3 岁以上小儿；在婴幼儿更常引起支气管肺炎。气候骤变时抵抗力降低，发病较多，冬春季多见。起病多急剧，突发胸痛、高热、纳差、疲乏和烦躁不安，体温可高达 40～41℃，呼吸急促达 40～60 次／分，呼气呻吟，鼻翼扇动，面色潮红或发绀，呼吸时胸痛。最初数日，咳嗽不重，无痰，后可有铁锈色痰。少数患儿出现头痛、颈项强直等脑膜刺激症状。重症时可有惊厥、谵妄及昏迷等中毒性脑病表现，常被误认为中枢神经系统疾病。胸部 X 线可见大片阴影均匀而致密，占全肺叶或一个节段。血常规白细胞及中性粒细胞增高，可高达 $20×10^9/L$ 以上，C 反应蛋白明显增高。未经适当治疗的患儿可发生脓胸、肺脓肿、心肌炎、心包炎等并发症。

金黄色葡萄球菌肺炎的特点是什么？

金黄色葡萄球菌肺炎是由金黄色葡萄球菌所致的肺炎，本病大多并发于葡萄球菌败血症，多见于婴幼儿及新生儿，年长儿也可发生。以冬春两季上呼吸道感染发病率较高的季节多见。儿童尤其是新生儿免疫功能不全是金黄色葡萄球菌感染的重要易感因素。在上呼吸道感染出现 1～2 天或皮肤小脓疱数日至一周后，突然出现高热，新生儿可低热或无热。肺炎发展迅速，表现为呼吸和心率增快、呼气呻吟、咳嗽、面色发绀等。有时可有全身皮肤弥漫性充血性皮疹及消化道症状，如呕吐、腹泻、腹胀（由于中毒性肠麻痹）等。患儿可有嗜睡或烦躁不安，严重者可出现惊厥，中毒症状常较明显，甚至呈休克状态。当肺炎初起时，临床症状已经很重，而 X 线征象却很少，仅表现为肺纹理粗重，一侧或双侧出现小片浸润影；当临床症状已趋明显好转时，在胸片上却可见明显病变，如肺脓肿和肺大泡表现，胸片上病灶阴影持续时间较一般细菌性肺炎长，在 2 个月左右阴影仍不能完全消失。血常规白细胞一般为（15～30）×10^9/L，中性粒细胞增高，白细胞内可出现中毒颗粒，C 反应蛋白增高。半数小婴儿白细胞可减低至 5×10^9/L 以下，而中性粒细胞百分比仍较高。白细胞总数减低多提示病情严重。并发金黄色葡萄球菌脑膜炎和心包炎或婴儿张力性气胸则预后不好，病死率高达 10%～20%；并发脓胸、脓气胸预后较好。

革兰阴性杆菌肺炎的特点是什么？

由革兰阴性杆菌引起的肺炎多见于新生儿及小婴儿，常见的细菌有大肠杆菌、肺炎克雷伯杆菌和绿脓杆菌。凡原有肺炎好转后又见恶化或原发病迁延不愈时，应怀疑革兰阴性杆菌肺炎。革兰阴性杆菌肺炎虽可归为一类，但不同病原菌的荚膜抗吞噬能力、内毒素及外毒素等因素均有差别，以致其毒力和致病能力强弱不同，临床表现及病情发展也不尽相同。

（1）大肠杆菌肺炎：多为间质性肺炎，肺间质有多种细胞浸润，临床表现为全身症状重，脉搏增快常与发热不成比例，新生儿体温低于正常；有大肠杆菌败血症者，易见循环衰竭；胸部 X 线多呈双侧支气管肺炎；脓胸常见，肺脓肿少见。预后不好，病死率可高达 50% 左右。

（2）绿脓杆菌肺炎：是一种坏死性支气管肺炎，多发生于患严重心肺疾病的患儿、早产儿、粒性白细胞缺乏或免疫缺陷的患儿，以及长期应用抗生素治疗的患儿。临床特点如下：出现寒战、中度发热、中毒症状、咳嗽、呼吸困难和面色发绀；排出大量脓性绿色痰液，可有咯血；脉搏与体温比相对缓慢；轻度白细胞升高，约 1/3 患儿白细胞可减少，并可见贫血及黄疸；胸部 X 线可见结节状浸润阴影及许多细小脓肿，可融合成大脓肿；病情发展迅速，病死率极高，可达 90%。

肺炎支原体肺炎的特点是什么？

支原体是介于细菌和病毒之间的已知能独立生活的最小微生物。

支原体肺炎又称原发性非典型肺炎，是学龄儿童及青年常见的一种肺炎，婴幼儿也不少见。本病主要通过呼吸道飞沫传播，以冬季多见，潜伏期 2～3 周。临床症状轻重不一，亚急性起病，可有发热、咳嗽、厌食、畏寒、头痛、咽痛、胸骨下疼痛等症状，多数咳嗽重，初期干咳，继而分泌痰液，有时阵咳似百日咳，婴儿可有喘鸣及呼吸困难。支原体肺炎可伴发多系统、多器官损害，呼吸道外损害可涉及皮肤黏膜，表现为麻疹样或猩红热样皮疹；胃肠系统可见呕吐、腹泻和肝功能损害；血液系统方面较常见溶血性贫血。年长儿往往缺乏显著的胸部体征，查体可无明显啰音。胸部 X 线检查多表现为单侧病变，肺部体征轻微而胸片阴影显著是本病特征之一。血常规白细胞多正常或轻度升高。自然病程自数日至 2～4 周不等，大多数在 8～12 日退热，恢复期需 1～2 周。

衣原体肺炎的特点是什么？

衣原体既不同于细菌也不同于病毒，但同时具有细菌和病毒的特点，似细菌处为具有细胞壁，相同的繁殖分裂方式，似病毒处为其只在细胞内生长。衣原体分为沙眼衣原体、肺炎衣原体、鹦鹉热衣原体和家畜衣原体，常见的引起肺炎的衣原体为沙眼衣原体和肺炎衣原体。

沙眼衣原体感染是新生儿肺炎的常见病因，孕妇是最直接的感染源。沙眼衣原体肺炎主要见于新生儿及婴儿，多见于 6 个月内的婴儿，可为产时或产后感染，症状为无热或低热、鼻塞、气促、咳嗽，其咳嗽可呈痉挛样咳嗽，如百日咳样咳嗽，但无回声。

肺炎衣原体肺炎多见于 5 岁以上年长儿，起病隐匿，潜伏期半个月左右，低度发热，只有轻微的呼吸道症状，如流涕、鼻塞、咳嗽，可持续 1～2 个月，呼吸加快为典型症状，偶见呼吸暂停或呼气性喘鸣。衣原体肺炎的临床表现、X 线检查或常规实验室检查无特异性，需根据微生物学诊断标准进行诊断。本病预后良好。

哪些疾病容易与小儿肺炎相混淆？如何鉴别？

小儿肺炎的常见症状包括发热、咳嗽、咳痰，可有喘息、拒食、呕吐、嗜睡、烦躁等。易与小儿肺炎相混淆的常见病包括支气管异物合并感染、支气管哮喘、肺结核等。

支气管异物合并感染，可出现发热、咳嗽、喘息等表现，从临床症状上较难与肺炎相鉴别。主要根据有异物吸入史或进食呛咳史，可完善胸透或胸部 CT 协诊；但胸部 CT 未见异物不能完全除外本病，需行纤维支气管镜探查以除外本病。幼儿及学龄前儿童，虽无明确异物吸入史或进食呛咳史，但经抗感染治疗病情好转后易反复，或抗感染治疗效果欠佳，需怀疑本病可能。

支气管哮喘以反复发作的喘息、咳嗽、气促、胸闷为主要表现，常在夜间和（或）凌晨发作或加剧，多与接触变应原、冷空气、物理化学刺激、呼吸道感染有关。本病在临床表现上易与肺炎相混淆，特别是在哮喘合并呼吸道感染时。但本病既往有多次喘息病史，常有哮喘、过敏性鼻炎或其他过敏性疾病家族史，单纯抗感染治疗效果欠佳，应用支气管舒张剂治疗病情可好转。可通过肺功能、过敏原筛查、胸部影像学等相关检查协助鉴别。

肺结核临床可有发热、咳嗽、喘息等表现，需与肺炎相鉴别。但本病多有结核接触史，常有午后低热、盗汗、乏力、消瘦等结核中毒症状，常规抗感染治疗效果欠佳。可通过胸部影像学、PPD 试验、痰或胃液涂片抗酸染色、痰培养等相关检查进行鉴别。

为什么有些肺炎诊断后需要做肝肾功能、血生化、二氧化碳结合力等检查？

有些肺炎患者在入院后，除进行血常规、炎性指标以及病原学的相关检查外，还会被要求做肝肾功能、血生化、二氧化碳结合力、心电图等一系列相关检查，那么这些检查是不是过度检查呢？答案当然是否定的。

肺炎除了呼吸道病变外常合并肝肾功能损害、心肌损害，部分治疗肺炎的药物也可能会引起肝肾功能受损，故需监测肝肾功能及心电图，及时予以处理。肺炎患儿易发生拒食、呕吐、腹泻等，可能会导致电解质紊乱，如低钠血症、低钾血症等，新生儿或小婴儿可发生低血糖，故需完善血生化检查。二氧化碳结合力检查有助于判断血浆酸碱失衡的病因以及疾病的严重程度，及时纠正酸碱失衡，维持内环境稳定，促进病情恢复。如肺炎患儿存在烦躁、嗜睡、昏迷或抽搐，除完善上述检查外，还需完善头颅 CT、腰椎穿刺脑脊液等相关检查，以除外颅内占位性疾病、颅内出血、中枢神经系统感染等。故医生在对肺炎患者进行常规的病原学检查以外，还会根据患者不同的临床表现及体征进行相关的辅助检查，达到确定诊断、辅助治疗的目的。

小儿肺炎的治疗原则是什么？

（1）一般治疗：加强护理，保持环境安静清洁，保证休息，多饮水，饮食清淡易消化，病程较长的需加强营养。

（2）抗感染治疗：根据不同的病原菌选用敏感的药物，细菌感染选择抗生素治疗；病毒感染选择干扰素等抗病毒药物治疗。

（3）对症治疗：如发热时给予退热剂及物理降温，咳嗽、咳痰给予化痰止咳药物；出现咳嗽剧烈或喘息可以给予雾化对症，止咳平喘。

（4）重症肺炎治疗：反复持续高热，剧烈咳嗽，肺内病变严重，或出现精神反应减弱，小婴儿肺炎应及时到医院住院治疗，由专科医生制定治疗方案。

细菌性肺炎的抗菌治疗原则是什么？

（1）有效和安全是选择抗菌药物的首要原则。

（2）在应用抗菌药物前采集合适的呼吸道分泌物或血标本进行细菌培养和药物敏感性试验，以指导治疗；在未获得培养结果前，可根据经验选择敏感药物。

（3）选用肺组织浓度高的抗菌药物。

（4）轻症患者口服抗菌药物有效且安全，对重症肺炎或因呕吐等致口服难以吸收的，可考虑静脉应用抗菌药物治疗。

（5）适宜剂量，合适疗程。

（6）重症患儿宜静脉给药，联合用药治疗。

常用的抗菌药物有哪些，如何选择？

（1）常用的抗菌药物有：

①青霉素类：阿莫西林、青霉素 G、青霉素 V 钾、哌拉西林。

②青霉素类／酶抑制剂：阿莫西林／克拉维酸、氨苄西林／舒巴坦、哌拉西林／舒巴坦。

③头孢菌素：第一代：头孢羟氨苄、头孢唑林、头孢氨苄、头孢拉啶；

第二代：头孢克洛、头孢呋辛、头孢孟多；

第三代：头孢地尼、头孢克肟、头孢曲松、头孢噻肟、头孢哌酮舒巴坦。

第四代：头孢吡肟。

④大环内酯类：阿奇霉素、红霉素、克拉霉素。

⑤碳青霉烯类：美罗培南、亚胺培南、厄他培南。

⑥万古霉素、利奈唑胺

（2）抗菌药物选用原则：根据不同病原体选择敏感抗菌药物。

①肺炎链球菌：青霉素敏感菌选择青霉素或阿莫西林；青霉素中介选择大剂量青霉素或阿莫西林；青霉素耐药首选头孢曲松、头孢噻肟、万古霉素；青霉素过敏选择大环内酯类抗生素，如红霉素、阿奇霉素等。

②金黄色葡萄球菌：甲氧西林敏感首选苯唑西林钠或氯唑西林，耐药者选用万古霉素或利奈唑胺。

③流感嗜血杆菌：首选阿莫西林／克拉维酸、氨苄西林／舒巴坦。

④大肠埃希菌和肺炎克雷伯杆菌：不产超广谱 β− 内酰胺酶菌首选头孢他啶，产超广谱 β− 内酰胺酶菌首选亚胺培南，美罗培南；

⑤铜绿假单胞菌：首选替卡西林／克拉维酸；

⑥卡他莫拉菌：首选阿莫西林／克拉维酸；

⑦肺炎支原体和衣原体：首选大环内酯类抗生素，如阿奇霉素、红霉素等。

健康中国·名家科普

肺炎常用抗生素有哪些不良反应？

（1）常见不良反应有：

①过敏：皮肤皮疹或黏膜水肿，停药后消失。

②胃肠道反应：恶心、呕吐、食欲减退、腹痛等。

③静脉炎、注射部位疼痛、头晕、头痛。

（2）特殊少见不良反应

①阿奇霉素：潜在致死性心律失常。

②美罗培南：神经系统症状。

③厄他培南、亚胺培南：癫痫。

④头孢哌酮舒巴坦：VitK 减少、出血。

抗生素治疗疗程多长？

一般应持续至体温正常后 3 ～ 5 天，症状体征消失后 3 天停药。支原体肺炎至少使用抗菌药物 2 ～ 3 周，葡萄球菌肺炎在体温正常 2 ～ 3 周可停药，一般总疗程至少 4 ～ 6 周。

病毒性肺炎如何治疗？

（1）抗病毒药物治疗

利巴韦林：可口服或静脉点滴，肌注和静脉点滴的剂量为 $10 \sim 15mg/（kg \cdot d）$，可抑制多种 RNA 和 DNA 病毒。

干扰素：$5 \sim 7$ 天为一个疗程，也可雾化吸入。

磷酸奥司他韦：用于流感病毒感染。

更昔洛韦：用于巨细胞病毒和 EB 病毒感染。

（2）免疫疗法：大剂量免疫球蛋白静脉注射，用于严重感染。

（3）中医中药辅助治疗：对症清热、辨证论治。

小儿肺炎在什么情况下需要氧疗？

临床有缺氧表现，血气分析中动脉氧分压低于 60mmHg，血氧饱和度低于 93% 时需吸氧治疗。

缺氧在儿童中临床表现如下：

（1）呼吸困难：呼吸费力，表现为鼻扇及三凹征，呼吸急促或病重患儿呼吸无力；

（2）心动过速，血压增高：早期缺氧的表现，如果缺氧不能改善，心率、血压可出现下降。

（3）烦躁不安：严重急性缺氧的表现，肺炎患儿出现原因不明的烦躁时应注意存在缺氧的可能，如缺氧不能及时改善，严重者可引起昏迷、惊厥。

（4）皮肤色泽：口周发青，面色青灰或口唇甲床发绀是严重缺氧的表现，应注意观察患儿皮肤黏膜情况，及时给予氧疗，改善缺氧。

小儿肺炎高热如何处理？

（1）多饮水，减少衣物，可采用物理降温，如头部冷敷、冰枕、温水擦浴降温。

（2）体温超过38.5℃，可口服退热药物（布洛芬或对乙酰氨基酚），每4～6小时服一次退热药。服退热药后要多给患儿饮水。

（3）口服中药退热药辅助退热。

小儿肺炎如何保持呼吸道通畅？

小儿患肺炎时，肺泡内气体交换受到限制，体内有不同程度的缺氧，需保持呼吸道通畅。

（1）清除鼻痂、鼻腔分泌物，必要时吸痰，以保持呼吸道通畅。

（2）避免黏稠痰堵塞及奶汁、药物呛入引起窒息。

（3）室内要保持一定的湿度，避免空气干燥，有利于痰液咳出。

（4）补充水分，多喝水，有利于痰液的排出。

（5）为患儿拍背、翻身，促进痰液的排出。

（6）雾化吸入解除支气管痉挛和水肿。

（7）下呼吸道阻塞不能排除，应行支气管镜下灌洗清除痰液，严重病例应用呼吸机辅助通气，保持气道通畅。

小儿肺炎使用糖皮质激素的指征是什么？

（1）严重喘息、呼吸困难或呼吸衰竭。

（2）感染中毒症状严重、中毒性休克、中毒性脑病（脑水肿）、中毒性心肌炎。

（3）胸膜有大量渗出。

（4）在应用足量抗生素的同时，可加用激素治疗。

重症肺炎的治疗原则是什么？

重症肺炎，除呼吸系统症状外，其他系统受累明显，全身中毒症状重，而且由于发病急、病情重、病程长，如抢救不及时或治疗不当均可造成死亡，应及时住院治疗。

重症肺炎的治疗原则主要为：

（1）控制炎症：应早期治疗，联合用药，足量、足疗程，静脉给药，根据病原菌选择敏感药物。

（2）改善肺的通气功能：保持呼吸道通畅，必要时可给予无创或有创机械通气治疗，缓解呼吸肌疲劳。

（3）对症支持治疗：密切监测患儿生命体征；退热；咳喘给予止咳化痰平喘药；给予氧疗及雾化吸入；烦躁不安时可适当给予镇静剂；可给予增强机体抵抗力和免疫力的药物；纠正水、电解质与酸碱平衡紊乱；对于病情较长或病情危重患儿，应注意加强营养，防止发生营养不良。

（4）防治并发症：重症肺炎可出现多系统受累，常见的如腹泻、呕吐、腹胀等，较严重的有呼吸衰竭、心力衰竭、中毒性脑病、脓胸、脓气胸及脑膜炎等。因此，应密切监测患儿病情，及早发现并发症，给予相应治疗。

小儿肺炎伴腹胀如何处理？

腹胀是肺炎患儿常见的伴发症状，主要表现为腹部持续膨胀并有张力。严重者可致横膈上升，压迫胸部，影响呼吸功能，加重肺炎患儿的缺氧症状。肺炎患儿为什么会出现腹胀呢？

（1）水电解质紊乱：肺炎患儿由于发热、呕吐、腹泻、进食减少等原因，可出现电解质紊乱，主要为低钾血症，导致低钾性肠麻痹而出现腹胀。

（2）消化功能失调：发热、缺氧、细菌毒素可引起微循环障碍及血液再分配受阻，致消化功能失调，肠管扩张无力而腹胀，肺炎感染严重时可出现中毒性肠麻痹。

（3）肠道感染：由于抗生素的使用导致肠道菌群紊乱，正常的肠道大肠杆菌消失或明显减少，而其他菌群大量繁殖。另外，由于缺氧缺血等影响，使肠黏膜对病原抵抗力下降，易出现肠道感染。

正确处理腹胀对患儿的康复至关重要。那么，应该如何处理腹胀呢？

（1）一般护理：抬高床头，减少腹腔脏器对横膈的压力。减食或半流质饮食，中毒性肠麻痹的患儿予禁食。

（2）对症处理：可给予胃肠减压、肛管排气，小剂量 2% 肥皂水或小量 3% 盐水灌肠等刺激结肠活动，也有助于减轻腹胀。可用葱白捣烂后敷贴脐部并作针刺及腹部按摩。对低钾所致腹胀，给予补钾治疗。

小儿肺炎合并心力衰竭如何治疗？

患重症肺炎的婴幼儿以及合并先天性心脏病的肺炎患儿，常易发生心力衰竭。肺炎时发生心力衰竭的机制主要有三方面：（1）肺炎缺氧引起肺动脉高压，使右心室后负荷增加。（2）肺炎时心肌损害，收缩力减弱，心脏排血量减少。（3）肺炎时抗利尿激素分泌物增多，尿量减少，钠、水潴留，血容量增多，前负荷加重。

那么，肺炎合并心力衰竭应如何治疗呢？

（1）一般治疗：患儿应卧床休息，尽量避免烦躁、哭闹，必要时可应用镇静剂；给予易消化及营养丰富的食物；吸氧。

（2）病因治疗：积极控制感染。对于巨大室间隔缺损、动脉导管未闭并肺炎合并心力衰竭，应在控制心力衰竭、肺炎后治疗先天性心脏病。由于近年来介入疗法和心脏微创手术的开展，对于上述先天性心脏病合并心力衰竭药物治疗效果不佳时，也可先治疗先天性心脏病。

（3）正性肌力药：包括洋地黄类药物，儿科以地高辛为首选。对肺炎合并心力衰竭有血压下降者，可使用多巴胺或多巴酚丁胺。此外，磷酸二酯酶抑制剂如米力农亦在临床中应用。

（4）利尿剂：常用噻嗪类利尿剂和保钾利尿剂。

（5）血管扩张剂：主要用于心室充盈压增高患儿，常用的如酚妥拉明。

（6）血管紧张素转换酶抑制剂和血管紧张素Ⅱ受体拮抗剂：常用的如卡托普利。

（7）β受体阻滞剂：如美托洛尔。

（8）营养心肌及改善心肌代谢；如磷酸肌酸、辅酶Q_{10}等。

小儿肺炎合并急性中毒性脑病如何治疗？

急性中毒性脑病是重症肺炎常见的并发症之一，是导致重症肺炎呼吸衰竭加重和死亡的主要原因。发病机制目前认为主要因缺氧使脑血管痉挛，引起脑血流严重不足，进一步加重脑组织缺氧，导致脑组织代谢紊乱及脑水肿。此外，病原体产生的毒素对中枢神经系统的损害可引起脑血管微循环障碍。

由于脑部病变的轻重程度不同，故急性中毒性脑病的临床表现多种多样。患儿可表现为头痛、呕吐、烦躁或嗜睡、面色苍白、惊厥甚至昏迷。脑脊液检查除压力增高外，余无明显异常。

治疗：

（1）积极治疗原发病：对于昏迷病人应吸痰，保持呼吸道通畅，及时吸氧，减轻脑水肿，必要时行气管插管。

（2）脱水治疗：常使用甘露醇降低颅内压、减轻脑水肿。同时还可应用利尿剂，记录出入量，使患儿处于轻度脱水状态。

（3）止痉：尤其是癫痫持续状态时必须及时控制发作。病情稳定后此类药物应逐渐减量，以免引起不良反应。

（4）肾上腺糖皮质激素：有快速减轻水肿的作用，宜短期使用。

（5）抗氧化剂：如维生素 E、维生素 C 及叶酸等，对本病代谢障碍有好处。

（6）恢复脑细胞功能：可使用神经节苷脂、胞二磷胆碱等。

中西医结合治疗肺炎有何意义？

肺炎是由各种病原体或不同因素所致的肺部炎症。西医治疗肺炎的方法主要是抗生素治疗，而对于病毒感染尚无特效药物。中医学将肺炎归为"肺炎喘嗽"的范畴。中药具有清热利肺、宣肺平喘、抗菌、抗病毒等作用。但由于汤剂起效慢，患儿不易接受，临床应用受到限制。中西药联合应用，既能发挥西药起效快的特点，又能发挥中药汤剂作用持久、辨证用药针对性强的优势，不仅可以抗感染，还可改善患儿的免疫功能，促进自然杀伤细胞功能，抑制组胺等炎性介质的释放，降低气道的反应性。总之，中西医结合治疗在改善患儿临床症状、缩短病程、防止并发症及复发等方面均有良好效果，且不良反应比较少。因此，在肺炎治疗中，中西医结合越来越被临床工作者所重视，在临床治疗当中取得了良好的效果。

小儿肺炎的中医药治疗方法有哪些？

中医对于疾病的认识，是辨证与辨病相结合的。对于小儿肺炎，中医辨证可分为以下几种类型治疗。

（1）风邪闭肺

①风寒闭肺（多见于肺炎早期）

主证：发热、咳嗽、气促、痰白清稀、无汗、不渴，舌苔薄白，脉浮紧而数，指纹青红。

治法：辛温解表，宣肺化痰。

方药：三拗汤加减。

麻黄3克、北杏8克、甘草3克、陈皮3克、法夏8克、芥穗6克（后下）、白芥子8克、莱菔子10克。

②风热闭肺（多见于急性肺炎）

主证：发热、咳嗽、气急、有汗、轻微鼻扇、口渴、胸痛，舌质红、苔黄、脉数。治法：辛凉解表，宣肺化痰。

方药：麻蒌汤（自拟经验方）

麻黄3克、北杏8克、石膏12克、甘草5克、瓜蒌仁10克、莱菔子10克、黄芩10克、连翘10克。

③毒热闭肺（急性肺炎）

主证：咳嗽气急明显、鼻扇、高热汗出、烦渴、胸痛、口唇青紫、痰黄黏稠或铁锈色，舌质红、苔黄、脉数。

治法：清热解毒、宣肺平喘。

方药：五虎汤合三黄石膏汤加减。

麻黄3克，北杏8克，石膏12克，甘草5克，细茶6克，黄芩10克，黄连3克，葶苈子6克，莱菔子10克，桑白皮10克，黄柏8克。

（2）痰热闭肺（重症肺炎）

主证：咳嗽气急、明显鼻煽、高热口渴、口唇微绀、痰黄黏稠、大便干、小便黄，舌红苔黄腻、脉滑数、指纹青紫在气关以上。

治法：清热宣肺、豁痰平喘。

方药：麻杏石甘汤合葶苈大枣泻肺汤。

麻黄3克，北杏8克，石膏15克，甘草5克，鱼腥草15克，葶苈子6克，天竺黄8克，桑白皮10克，猴枣散1支（冲服），鲜竹沥汁适量。

加减：严重青紫者，去北杏加丹参10克、赤芍6克、红花3克以活血去瘀；热入营血、神昏谵语、舌绛者，宜清营解毒、宣肺平喘，上方合清营汤加菖蒲5克，郁金6克，并冲服紫雪丹。

小儿肺炎可使用免疫疗法吗？哪些患儿可以接受免疫治疗？

近年来随着医学检测技术的发展，逐渐认识到肺炎患儿体内存在免疫细胞发育和成熟的紊乱，致病性病原体诱发机体免疫应答功能失调，并产生多种对机体有害的细胞因子。婴幼儿免疫系统发育不够健全可能是导致支气管肺炎发生、发展的直接因素。支气管肺炎时患儿机体存在着免疫功能紊乱、机体免疫细胞及血清细胞因子的变化，可能与本病的发生、发展及预后有着密切的关系。因此，近年来支气管肺炎的免疫治疗日益受到临床医师的重视。

免疫治疗主要是应用一些免疫抑制剂或调节剂来调节或恢复机体异常的免疫功能。在常规治疗同时，使用调节机体细胞免疫功能的药物来提高患儿机体的免疫功能，对小儿支气管肺炎的防治具有重要意义。其中，丙种球蛋白与糖皮质激素常用于重症肺炎的治疗中。免疫球蛋白静脉注射对严重感染有良好治疗作用，除了对病毒抗原直接起免疫封闭的作用外，同时可激活巨噬细胞而清除病毒。静脉注射后，能迅速提高患儿血液中 IgG 水平，增强机体的抗感染能力和调理功能。因其具有广谱抗病毒、细菌或其他病原的作用，故具有免疫替代和免疫调节的双重治疗作用。肾上腺糖皮质激素的作用是控制炎症反应，减轻免疫炎症反应对机体的损伤，多在感染中毒症状重、伴有大量胸腔积液等情况下应用。其他免疫调节剂如胸腺肽、匹多莫德等亦在临床中应用广泛。

但不是每个患儿都适合应用或需要应用免疫调节剂。如丙种球蛋白在选择性 IgA 缺乏者中禁用，且因价格昂贵，为血液制品，有经血传播疾病的风险，不作为常规治疗。糖皮质激素亦应在严格掌握指征且有效控制感染的情况下应用。

患儿家长如何配合医生做好治疗？

肺炎是小儿呼吸系统的常见病，除了药物治疗外，家庭护理对疾病的预后也起着至关重要的作用。那么患儿家长应该如何配合医生治疗呢？

（1）要保持安静、整洁的环境，保证病儿休息。工作中常见到在患儿的身边总是围着许多的长辈亲朋，这样一方面由于人多吵闹，不利于患儿休息，同时人多，呼出的二氧化碳积聚在内，污浊的空气不利于肺炎的康复。因此，室内人员不要太多，探视者逗留时间不要太长，室内要经常定时通风换气，使空气流通，但应避免穿堂风，有利于肺炎的恢复。

（2）应注意合理的营养及补充足够的水分。肺炎患儿常有高热、胃口较差、不愿进食，所以饮食宜清淡、易消化，同时保证一定的优质蛋白。伴有发热者，给予流质饮食（如人乳、牛乳、米汤、蛋花汤、牛肉汤、菜汤、果汁等），退热后可加半流质食物（如稀饭、面条、蛋糕之类的食品），因为肺炎患儿呼吸次数较多及发热，水分的蒸发比平时多，故必须补充适量的糖盐水。

（3）加强皮肤及口腔护理。尤其是汗多的病儿，要及时更换潮湿的衣服，并用热毛巾把汗液擦干。对痰多的病儿应尽量让痰液咳出，防止痰液排出不畅而影响肺炎恢复。在病情允许的情况下，家长应经常将小儿抱起，轻轻拍打背部，卧床不起的患儿应勤翻身，这样既可防止肺部淤血，也可使痰液容易咳出，有助于康复。

（4）保持呼吸道通畅。小儿患肺炎时，肺泡内气体交换受到限制，体内有不同程度的缺氧。如果鼻腔阻塞或气管、支气管内有大量痰液，会影响空气的吸入，加重缺氧。因此，家长要及时为患儿清除鼻分泌物，并吸痰以保持呼吸道通畅，且要防止黏稠痰堵塞及奶汁、药物呛入引起窒息。室内要保持一定的湿度，避免空气干燥，有利于痰液咳出。

（5）按时、足疗程服药、输液，以免影响疗效。由于小儿抗病能力较差，尤其是小婴儿病情容易反复，当家长发现小儿呼吸快，呼吸困难，口唇四周发青，面色苍白或发绀时，说明患儿已缺氧，为病情加重的表现，必须及早抢救。

小儿肺炎的治疗效果取决于哪些方面？

当肺炎诊断明确，开始进行治疗时，作为患儿家长，最关心的莫过于"我的孩子什么时候能痊愈？""怎么能让孩子的病好得更快一些？""为什么现在用了药却依然没有好转呢？"其实，肺炎治疗效果的好坏取决于多个方面。

（1）诊治是否及时这一点对于重症肺炎的患儿尤为重要。重症肺炎往往起病急，病情进展快，常常伴有多系统功能不全甚至衰竭，因此，及早有效地治疗是决定治疗效果的重要方面。而重症感染的患儿常常有一定的临床特点，需要家长及时识别，如出现高热不退，出现精神萎靡、嗜睡、烦躁、惊厥，面色苍白，呼吸急促、呼吸困难等表现时，家长一定要带患儿及时就诊。

（2）感染病原毒力的强弱不同。病原感染后引起的临床表现的轻重不一，如有些病原感染后仅仅引起上呼吸道感染，而有些病原则易导致严重的下呼吸道感染。即使为同一种病原，不同血清型亦可引起轻重不同的临床症状。

（3）患儿自身免疫功能。患儿自身的免疫功能在肺炎的治疗效果中起到重要的作用。患儿自身免疫功能差，如先天性免疫缺陷病的患儿，或者因为使用糖皮质激素或免疫抑制剂而出现后天性免疫功能降低的患儿，易出现重症感染，感染治疗效果欠佳的情况。

（4）抗生素使用是否得当。对于细菌感染，抗生素的使用是药物治疗中最重要的方面。抗生素的选择是否合理直接影响到药物的治疗效果。因此，在临床中，我们要尽可能地明确病原，根据病原学及药敏试验合理选择抗生素。

（5）其他方面。如护理人员应注意屋内通风换气、消毒隔离、减少探视等，避免患儿二次感染；勤翻身拍背，帮助患儿分泌物排出；给予合理营养的饮食，帮助患儿身体康复。

近年来肺炎有哪些新的治疗方式？

近年来，随着医学技术的发展，除了基础的口服或静脉注射药物治疗外，还出现很多其他辅助治疗肺炎的方式。

（1）雾化吸入治疗。近年来，雾化吸入疗法在临床被广泛应用，特别是小儿肺炎的治疗。雾化吸入给药是通过雾化装置将药液喷成雾状颗粒直接吸入至各级气管和肺，达到抗炎、化痰、平喘的目的。操作简单方便，患儿无痛苦，疗效可靠，且局部用药，用量小，不良反应小。目前临床上可以经雾化吸入的药物越来越多，主要是支气管舒张剂、吸入激素、祛痰剂等。

（2）胸壁震荡排痰仪。呼吸道感染时，气管壁发生炎性水肿，致使管壁变厚、管腔变细，同时感染会分泌大量痰液，而痰液聚集造成炎症持续发展，气道狭窄、阻塞，严重时危及生命。婴幼儿，使用镇静药物、患神经肌肉疾病的患儿往往咳痰费力，胸壁震荡排痰仪可帮助痰液排出。

（3）肺部超短波理疗。肺部超短波理疗可以促进局部血流加速，改善微循环和淋巴循环，提高细胞膜通透性，消除炎症的病理产物，减少趋化性反应，增强白细胞吞噬功能，可以帮助肺部啰音吸收，促进肺部炎症吸收。

（4）纤维支气管镜治疗。纤维支气管镜在肺炎的治疗中应用越来越广泛。①可于气道深部留取痰液标本，完善病原学检查；②帮助清除深部气道分泌物，减轻气道阻塞，改善气道炎症，可用于治疗肺不张、塑形性支气管炎、支气管扩张症合并感染；③可明确肺炎后气道狭窄、闭塞，并可进行治疗；④可通过纤维支气管镜向气道内注入药物进行治疗。

健康中国·名家科普

Chapter 5 第五章

小儿肺炎的护理和保健

小儿肺炎期间应如何护理？

（1）宝宝所处房间要安静、整洁、阳光充足、空气新鲜，清扫时要湿抹湿扫，避免尘埃飞扬刺激呼吸道，从而加重咳嗽。为保持空气流通，适当通风，避免着凉。保持室内温度在22℃左右，湿度为55%～65%。探视人员要控制，一方面不利于孩子休息，另一方面易造成交叉感染。尽量居家休息，避免去人员密集处，如去医院就诊要戴好口罩，注意防护。

（2）要注意保暖，尤其是早产儿或伴有营养不良的小儿，更要注意保暖，但要适度。孩子生病期间体质较弱，有些怕冷，一些家长怕孩子着凉，给孩子穿得过厚、过多是不可取的。一方面孩子发热时穿盖太多不利于孩子散热退烧，易出现高热惊厥；另一方面出汗过多致水分丢失，易引起水、电解质紊乱，加重病情。因此宝宝肺炎时多穿一件单衣或夹衣即可。在发热时要松解衣被，适当减少衣被。患儿如果汗多要及时更换潮湿的衣服，并用干毛巾及时擦干汗液。

（3）应注意合理饮食，饮食应清淡易消化（如母乳、牛乳、米汤、稀饭、面条汤、面片汤等），少食多餐，适当补充优质蛋白及多种维生素。

（4）对痰多的病儿应尽量让痰液咳出，防止痰液排出不畅而影响肺炎恢复。在病情允许的情况下，家长应经常将患儿抱起，轻轻拍打背部，卧床不起的患儿应勤翻身，这样既可防止肺部淤血，也可使痰液容易咳出，有助于康复。室内要保持一定的湿度，避免空气干燥，有利于痰液咳出，还可以配合雾化吸入湿化气道，促进痰液排出。

（5）年长儿还需注重心理疏导，保持心情舒畅，利于疾病恢复。

健康中国·名家科普

小儿肺炎期间可以进行锻炼吗？

小儿肺炎患病期间尤其是急性期应该注意卧床休息，保持室内空气清新，避免剧烈运动、过度劳累，这样不利于肺炎恢复。此外，肺炎后可造成气道高反应性，剧烈活动后可能会加重咳嗽。但肺炎恢复期可以逐渐恢复运动，稍大一些的孩子可以逐渐增加户外活动，比如散步、慢跑等。

如何通过改善日常生活习惯，减少肺炎的发生？

由于儿童自身生理结构的特点，容易患肺炎。但只要积极预防，从日常生活中的衣、食、住、行这几方面加以注意，就可以减少肺炎的发生。

（1）衣。要根据天气、温度给孩子适当增减衣物。冬季气温较低，要注意保暖，尤其是早产儿或伴有营养不良的小儿，更要注意保暖，但要适度。一些家长怕孩子着凉，给孩子穿得过厚、过多是不可取的。患儿如果汗多要及时更换潮湿的衣服，并用干毛巾及时擦干汗液。

（2）食。小婴儿喂奶时要细心，避免呛奶、溢奶和呕吐，要防止奶、食物及呕吐物误吸入肺。要根据小儿的年龄、身体的发育情况，给予必需和足够的营养，及时、合理地添加辅食，如蔬菜、豆制品、肉类、蛋类等。

（3）住。宝宝所处房间要安静、整洁、阳光充足、空气新鲜，为保持空气流通，适当通风，避免着凉。保持室内温度在 22℃ 左右，湿度为 55% ～ 65%。要尽量避免去人员密集场所，避免交叉感染。家人患感冒或其他呼吸道感染性疾病，要尽量和婴幼儿隔离。

（4）行。稍大一些的孩子要多到户外活动，锻炼身体，练习对寒冷气候的适应能力，多晒太阳，预防感冒及流感发生。在秋冬季呼吸道疾病高发期，尽量不带孩子去人员密集的地方，避免交叉感染。雾霾天气尽量不外出，如要外出做好防护。此外要做好各种预防接种，增强呼吸系统对病原的免疫作用。

肺炎患儿痰多怎么办？

成人气管及肺内有发育完善的纤毛系统，可以将异物和过多的分泌物以痰的形式运送到咽喉部，刺激人体产生咳嗽反射，将痰咳出。婴幼儿的这种排痰能力很差，一旦大量的痰液和病菌堆积在呼吸道内，会加重肺炎患儿病情。咳嗽、咳痰可以把呼吸道内过多的分泌物排出，对呼吸道起到保护作用，若仅用镇咳药反会使痰液潴留在呼吸道内，所以祛痰比镇咳更重要。因此，对于年龄较大的患儿，要多加鼓励患儿咳痰，即通过咳嗽来清除呼吸道的分泌物。所以，肺炎时，应多用祛痰药，少用镇咳药（尤其是含可待因类的止咳药）。对于年龄较小的患儿，若条件允许可多抱抱，以免肺部长时间受压，发生坠积性充血，使肺炎加重，平时应定期翻身、拍背，以助排痰。如果喉中痰鸣、气急、咳痰不畅，应及时吸痰，防止窒息。如痰液较黏稠，宜多饮水，倘若口服困难，可适当补液以稀释痰液，同时口服祛痰药物。

家人在为肺炎患儿拍背排痰时要掌握 3 个要点：（1）最佳时间。拍背排痰的最佳时间是清晨起床后。夜间由于体位关系，呼吸道内会沉积大量痰液。平时拍背应在孩子吃奶、进食前进行，以防由于震荡过度造成呕吐，影响营养吸收。（2）最佳姿势。拍背时应将小儿直立抱起。拍时手要五指并拢，微微蜷起，形成中空状，这样宝宝不会感到疼痛。拍背时应将两肺的上下左右前后都拍到，由下向上拍，不要有遗漏，应着重拍背部下方区域等更易沉积液体的部位及有病变区域，每天3～4次，每次10～15分钟。（3）最佳力度。拍背力量应均匀，力度适中，以发出"啪、啪"的响声为度，否则没效果。正确的拍背方法不但患儿不会感觉疼痛，反而会感觉舒服。但对体质虚弱的小儿应区别对待。有的家长担心拍背后孩子不会吐痰，痰液还是出不来。其实当痰出来后，有些宝宝并不咳出，而是咽了下去，由于在消化道内有许多消化酶和酸性液体，所以可以杀灭细菌及清除异物。雾化吸入生理盐水或吸入用乙酰半胱氨酸溶液可使痰液稀释，便于咳出。

肺炎患儿经常便秘怎么办？

肺炎本身可以出现胃肠功能紊乱，还有的可能因长期使用抗生素引起肠道菌群失调，最终导致便秘。因此在肺炎期间饮食要清淡、易消化，忌生冷、油腻，要少食多餐，适当添加维生素及纤维素多的食物，多饮水。可以每日按摩腹部，由右下腹、右上腹、左上腹、左下腹顺时针按摩，促进排便。还可以服用双歧杆菌、枯草杆菌、酪酸梭菌等益生菌，改善肠道菌群。若效果不明显还可口服四磨汤、乳果糖等治疗便秘的药物。若3天以上仍未排便，可以临时应用开塞露通便。

肺炎治疗期间如何调整饮食？

小儿肺炎期间胃肠消化功能也会受到影响，因此应注意合理饮食，清淡易消化（如母乳、牛乳、米汤、稀饭、面条汤、面片汤等），少食多餐，适当补充优质蛋白及多种维生素，忌生冷、油腻、辛辣、高蛋白、多糖饮食。小婴儿在生病期间不要添加新的辅食，同时喂奶时要细心，避免呛奶、溢奶和呕吐，要防止奶、食物及呕吐物误吸入肺。患儿发热、呼吸增快，身体水分蒸发多，应适当多饮水，而且多饮水可以保持二便通畅，还可以稀释痰液，利于排出。此外，肺炎恢复期还可以找中医开一些食疗的药方。

肺炎患儿治疗结束后还需要复诊吗？何时复诊？

肺炎患儿治疗结束后还是建议复诊的。因为一些患儿出院时或是末次就诊时肺部体征、影像学、肺功能及一些生化、凝血等指标未完全恢复正常，通过复诊查体及复查相应辅助检查可以对患儿肺炎恢复情况进行评估。还有的患儿出院后或停药后病情有可能出现反复或变化，通过复诊时查体及血常规、影像学等检查可以及时发现问题，及时治疗。再有一些重症肺炎可能会留有后遗症，如闭塞性细支气管炎、闭塞性支气管炎、肺不张、支气管扩张等，需要通过复诊对患儿的症状、体征有所了解，并通过胸部影像学、肺功能等检查对患儿预后进行监测及评估。复诊的时间根据患儿肺炎情况而定，一般的肺炎 1～2 周后复诊。如果恢复得顺利，以后就不用复诊了，如果恢复不好后面还要酌情复诊。一些重症肺炎患儿随诊的时间要长，可能要 1 年、2 年或更长。

肺炎治愈后饮食需要注意什么？

患儿肺炎期间饮食要清淡易消化、少食多餐，肺炎治愈后，饮食可逐渐过渡到正常。但千万不要觉得孩子生病期间营养不够，鸡鸭鱼肉、生猛海鲜这个时期狂补。孩子生病期间本来胃肠功能就不好，适应了清淡易消化的饮食习惯，突然大量高蛋白饮食，使胃肠道负担过重，会出现消化不良或急性胃肠炎。因此一定要循序渐进，由流质、半流质过渡到软食再到固体食物，多食优质蛋白及多种维生素。

肺炎治愈后什么运动有助于增强体质、减少复发？

患儿肺炎期间需要好好休息，利于疾病恢复。当肺炎治愈后可以逐渐恢复运动，稍大一些的孩子可以逐渐增加户外活动，比如散步、慢跑等，逐渐过渡到跑步、打球、游泳、滑轮滑等。运动强度以不会引起剧烈咳嗽，不会感觉胸闷、憋气等身体不适为宜。同时要注意及时增减衣物，出汗要及时擦干，避免着凉。"防病胜于治病"，孩子要从小锻炼身体，室内要开窗通风，经常户外活动或户外睡眠，使机体耐寒及对环境温度变化的适应能力增强，增强体质，预防呼吸道感染。

第六章
小儿肺炎的预防

························

预防肺炎具体有哪些方法?

预防肺炎方法:(1)增加户外活动,以增强孩子的免疫功能,尤其是呼吸道的抗病能力。(2)居室通风,即使是冬天也要定时换气,以保持室内空气新鲜,减少致病微生物的浓度。(3)多吃富含维生素 A 的食物,能促进呼吸道黏膜的健康。(4)预防呼吸道传染疾病,冬春季节,尤其是流感流行期间避免带孩子去公共场所。(5)疫苗预防接种是有效的预防手段。

怎么预防细菌感染?

日常生活中,细菌无处不在,尤其是婴幼儿及老年人等抵抗力差的人群,很容易发生细菌感染,因此,我们应该重视细菌感染的预防。平时要特别注意个人清洁卫生,尽量避免去人群多的公共场合,家里要及时开窗通风,重视均衡营养,不挑食偏食,适量活动,提升免疫力,减少感染的可能,若家人有感染或是感冒时尽量避免密切接触,最好是隔离一下,以防交叉感染。

目前国际上有哪几种肺炎疫苗?

目前临床上肺炎疫苗主要有肺炎链球菌疫苗和 B 型流感嗜血杆菌结合疫苗，可避免 70% 的肺炎死亡，败血症与脑膜炎也明显减少。肺炎链球菌疫苗 2008 年引进国内，主要包括 23 价肺炎链球菌多糖疫苗 (PPV23)、7 价肺炎链球菌结合疫苗 (PCV7)、13 价肺炎链球菌结合疫苗 (PCV13)，主要预防肺炎球菌引起的肺炎。肺炎球菌感染是在世界范围内引起死亡的重要原因之一，且是肺炎、脑膜炎、中耳炎的主要病因。通过接种肺炎疫苗，刺激免疫系统达到免疫保护作用。B 型流感嗜血杆菌（Hib）疫苗我国已引进十多年，目前包括在五联疫苗中，可预防百日咳、白喉、破伤风、脊髓灰质炎、B 型流感嗜血杆菌等 5 种病菌感染，通过注射五联疫苗可减少儿童肌内注射次数。

健康中国 · 名家科普

肺炎疫苗最适宜的年龄和人群有哪些?

适宜年龄：23 价肺炎链球菌多糖疫苗用于 2 岁以上高危人群的接种；7 价肺炎链球菌结合疫苗用于 0～5 岁儿童及其他高危人群；13 价肺炎链球菌结合疫苗用于 ≥ 2 个月的易感人群。

适宜高危人群：

（1）选择性接种

① 50 岁及 50 岁以上者。

②患有可增加肺炎球菌感染性疾病危险的慢性疾病者，如心血管疾病、肺部疾患、肝脏及肾脏功能受损者。

③免疫缺陷病人，如脾切除者或是由镰状细胞性疾病及其他原因引起的脾功能障碍者。

④患有其他慢性疾病而可能感染肺炎球菌的高危人群（如酒精滥用）及并存如糖尿病、慢性脑脊髓液渗漏、免疫抑制等因此可引起更严重的

肺炎球菌病患者，或是反复发作的上呼吸道疾病，包括中耳炎、副鼻窦炎等。

⑤何杰金病患者。

（2）群体接种

①群体接触密切者，如寄宿学校、养老院及其他相似场所。

②具有发生流行性感冒并发症高度危险者，特别是肺炎。

③当疫苗中含有的某型肺炎球菌在社区人群中发生爆发流行时，社区人群为高危人群。

（3）再接种

①一般无需对成年人常规再接种。

②脾切除者。

③ 10 岁以下脾切除或患有镰状细胞性贫血症的儿童。

接种了肺炎疫苗是否就不会得肺炎了？

目前临床上常用的肺炎疫苗主要是针对肺炎链球菌的部分常见血清型的。也就是说，如果感染的肺炎链球菌肺炎的血清型别不包括在疫苗中，接种该类疫苗就起不到预防肺炎的作用。还有其他的病毒、细菌、支原体等非典型病原感染引起的肺炎，接种肺炎疫苗后也无疫苗预防的作用，所以并不是接种了肺炎疫苗就不会得肺炎了，只能说接种肺炎疫苗能预防大部分肺炎链球菌感染引起的肺炎。

肺炎疫苗安全吗？

目前我国常用的 23 价肺炎链球菌结合疫苗（PPV23）、7 价肺炎链球菌结合疫苗（PCV7），以及近期上市的 PCV13 是比较安全的，暂未发现较严重的疫苗反应的报道。肺炎链球菌多糖疫苗和蛋白－多糖结合疫苗

接种一般只有轻微的局部红肿反应。PCV7 接种第 4 剂后，10%～20%
的接种者可能出现局部反应，严重局部反应（局部肿胀影响肢体运动）
发生率低于 3%。临床试验中，接种结合疫苗后 15%～24% 的儿童 48
小时内可能出现发热，体温可大于 38℃，但因为往往同时接种了百白
破疫苗，也可能是后者引起的发热。PCV7 上市后，不良反应事件上报
率为 13.2/10 万剂，多数为发热、注射局部反应、烦躁、皮疹和荨麻
疹。PCV13 的临床试验结果表明，其接种不良反应种类、严重程度都与
PCV7 相似。

如何注射肺炎疫苗？

具体见表 3-2。

表 3-2　不同肺炎疫苗类型的接种年龄、剂量及方法

疫苗类型	PPV23	PCV7	PCV13
接种年龄	≥ 2 岁	0～5 岁	≥ 2 月龄
接种剂量	0.5ml	0.5ml	0.5ml
注射方式	肌注或皮下注射	肌注	肌注
接种方法	单剂；具有感染危险因素者 5 年后可重复接种	2、4、6、12～15 月龄各接种 1 剂；24～59 月龄未能完成接种的接种 1 剂	2、4、6、12～15 月龄各接种 1 剂；替代 PCV7
储存	冷藏	冷藏	冷藏

PART FOUR　第 四 篇

小儿哮喘

第一章
小儿哮喘概述

什么是儿童支气管哮喘?

儿童支气管哮喘,简称哮喘,是儿童时期最常见的慢性呼吸道疾病,有慢性反复发作的特点,严重影响小儿身心健康。从医学角度来看,哮喘是多种细胞和细胞组分共同参与的气道慢性炎症性疾病,这种慢性炎症导致气道反应性增加,出现广泛多变的可逆性气流受限。临床上表现为反复发作性喘息、气促、胸闷或咳嗽等症状,常在夜间和清晨发作或加剧,多数患儿可经治疗缓解或自行缓解。

然而在日常生活中,我们发现有些孩子不典型的症状可能提示哮喘。例如孩子在接触某些过敏原、冷空气、物理或化学刺激、呼吸道感染、运动中或运动后,出现咳嗽、气促甚至呼吸困难,甚至有时喉部发出"吱吱"的似拉弦样的声音,极有可能提示孩子患有哮喘。还有一部分孩子不出现咳嗽、喘息,往往自诉胸闷、胸痛,家长观察到孩子经常不自主的长叹气、大喘气等情况,孩子极有可能患有哮喘。另有一部分孩子,咳嗽时间超过一个月,家长用抗生素治疗不见好转,咳嗽主要是每天清晨或夜间加重,也极有可能是哮喘的一种类型——咳嗽变异型哮喘。如上我们可以看出,哮喘有典型与不典型之分,不是所有的哮喘都表现为喘息、呼吸困难，还有可能有非典型症状。家长若观察到孩子有上述情况，建议到儿童呼吸内科门诊或过敏性（变态反应性）疾病专科门诊就诊。

我国小儿哮喘的患病状况如何？

下面我们从世界及国内的研究调查介绍哮喘的患病率。2000 年全球哮喘防治创议（Global Initiative for Asthma，GINA）委员会根据 80 个国家流行病学研究的标准化数据估计全球哮喘患者有 3 亿，各国的患病率不等。有研究表明，发达国家哮喘患病率高于发展中国家，城市高于农村。近二十年来，随着我国经济的持续高速发展，城市化进程脚步加快，国民收入较前大幅增长，人民生活水平有了显著改善，其居住环境、生产生活方式及行为模式亦发生了巨大的变化，可能是导致我国儿童哮喘患病率持续上升的因素。全国儿科哮喘协作组分别于 1990 年、2000 年、2010 年进行了三次全国规模的城市儿童哮喘患病率的调查，结果显示，我国城市儿童哮喘患病率从 1990 年的 0.9% 上升到 2010 年的 3.2%，患病人数急速升高，基本上是每 10 年上升 50%。总体来说，儿童哮喘患病率南方高于北方，人口密度大的城市高于中、小城市，这也提示我们不同城市哮喘儿童患病率差异同自然环境、城市经济发展和工业化水平相关。

哪些人群容易患小儿哮喘？

既然儿童哮喘患病率如此高，家长就会疑惑什么样的孩子容易患哮喘呢？从发病原因来看，哮喘是内因与外因共同作用的结果。

从内因来看，首先是性别因素，根据全国儿科哮喘协作组进行的三次全国儿童哮喘患病率的调查显示，从性别的角度，男女患病率比例

1990 年为 1.67 : 1，2000 年为 1.74 : 1，2010 年为 1.5 : 1，也就是男孩高于女孩，有研究表明这种差异可能与激素分泌及遗传易感性不同有关，然而随着年龄增长，男女性别差异到青春期会逐渐接近。其次，特应性及哮喘遗传性是哮喘的重要危险因素。早期出现湿疹、特应性皮炎的孩子，发生哮喘的危险性增加。过敏性鼻炎或哮喘患者的后代，发生哮喘的危险性增加。再次，还有研究表明，相对于足月新生儿，早产儿哮喘发病率增加。生后早期配方奶粉喂养增加了哮喘的患病率。肥胖可能增加哮喘患病率。

　　从外因来看，哮喘患儿气道非常敏感，接触到环境中的"诱发因素"后会出现哮喘症状。这些因素主要包括食物过敏原；室内变应原，如屋尘螨、粉尘螨、蟑螂、动物变应原、真菌等；室外变应原，如花粉、粉尘、草类、真菌等；另外还有吸烟、油烟、清洁剂、香水等刺激性气味；冷空气；呼吸道感染；情绪波动，儿童大哭或者大笑；剧烈运动和重体力活动；值得一提的是，有流行病学证据显示空气污染与儿童哮喘密切相关，但机制尚不明确。

　　综上所述，有过敏家族史的儿童在接触到外界环境因素的刺激后，发生哮喘的可能性增加。

小儿哮喘的高发年龄大概是多少岁？

　　哮喘可以在任何年龄发生，30% 的患儿在 1 岁时首次出现症状，80% ～ 90% 的患儿在 4 ～ 5 岁时首次出现。长期研究指出，50% 哮喘患儿在 10 ～ 20 岁症状消失，但在成人还有可能发作。有严重哮喘、激素依赖并且长期住院的患儿中 95% 转为成人哮喘。根据全国儿科哮喘协作组进行的三次全国儿童哮喘患病率的调查结果显示，学龄前期儿童是哮喘的高发人群，显著高于婴幼儿和学龄期的儿童，此结果与上述研究相符。然而喘息的开始年龄早晚与预后关系并不十分清楚。有个别研究表明，多数严重受影响患儿的喘息开始于生后第 1 年，尤其是有过敏性疾病史、亲属有哮喘病史者。

上述资料表明学龄前期儿童是高发人群。分析原因，儿童入托后生活环境的变化导致心理压力增加，免疫力下降，交叉感染导致儿童呼吸道感染概率增大，儿童户外活动导致接触过敏原机会增加。

长期反复咳嗽是不是哮喘？

在儿科门诊，经常会遇到反复咳嗽的患儿，辗转诊治，用过许多抗生素或其他药物，咳嗽时断时续并不去根，让家长焦虑已久。然而反复咳嗽大于 4 周即为慢性咳嗽，其具体疾病较为复杂，还需综合考虑最终确诊。那么我们接下来就介绍一种最常见的以慢性咳嗽为表现的疾病——咳嗽变异性哮喘。患儿一般咳嗽持续 > 4 周，常在夜间或清晨发作，以干咳为主，临床上无感染征象，经较长时间抗生素治疗无效，抗哮喘药物诊断性治疗有效，并排除其他疾病，患儿需要完善相关检查协助诊断，如支气管激发试验阳性或最大呼气流量（PEF）每日变异率（连续监测 1 ～ 2 周）≥ 20%。同时患儿本人或者一级、二级亲属有特应性疾病史，或变应原测试阳性也支持本病。因为咳嗽变异型哮喘有发展成典型哮喘的可能性，故应早期诊断，并进行哮喘规范化治疗。

小儿哮喘的种类有哪些？

很多家长在孩子被诊断为哮喘后，常会问到这一问题：自己的孩子得的是哪种类型的哮喘。有资料表明，儿童哮喘的分类与成人哮喘类似，根据病因不同，分为以下几种：

（1）过敏性哮喘：这是哮喘最常见的类型，通常在接触过敏原后发作，过敏原有吸入性和食物两类，吸入性即室内的尘螨、动物毛屑及排泄物、蟑螂、真菌，室外的花粉、真菌等；食物如牛奶、鱼虾蟹、鸡蛋、花生等。这些过敏原引起速发的过敏反应，导致哮喘急性发作。

（2）感染性哮喘：这是儿童尤其是学龄前儿童的常见类型，常由呼吸道病毒及支原体感染导致。

（3）运动性哮喘：这类孩子常在运动后出现急性支气管痉挛，引起气道狭窄和气道阻力增高，表现为哮喘发作或原喘息症状明显加重。

（4）药物性哮喘：有些人在服用阿司匹林等药物后，出现哮喘症状，亦称阿司匹林哮喘。其发生机制为此类药抑制了人体内的一种酶，使引起支气管收缩的物质增多而诱发，这一类型在儿童较少。

（5）咳嗽变异性哮喘：当孩子反复咳嗽大于一个月，且抗生素治疗无效时，家长应带孩子去专科门诊就诊明确诊断。此类型多见于儿童。

（6）胸闷变异性哮喘：许多孩子表现为胸闷、长出气、大喘气，常有情绪的诱发因素，活动后较为明显，家长需带患儿到专科门诊就诊，除外其他疾病以明确诊断。

小儿哮喘为何宜早防早治？如何预防？

家长经常问小儿哮喘最坏的结局是什么？也就是我们通常说的儿童支气管哮喘的自然发展过程及转归。如前所述，长期研究指出，50%哮喘患儿在10～20岁症状消失，但在成人时还有可能发作。当儿童具有特异体质或湿疹及家族哮喘史等，哮喘预后会差一些。而有些被认为是轻度哮喘的儿童中有5%～10%在以后一生中会发生重度哮喘，对这些特应体质的哮喘患儿不能轻易认为哮喘会随年龄增长而消失。对中重度哮喘更应注意其具有一定程度气道反应性增高并会有较长期的危险存在。有严重哮喘、激素依赖并且长期住院的患儿中95%转为成人哮喘。到了成年期，有许多自认为哮喘症状"消失"的患者肺功能仍不正常，支气管舒张试验阳性并有气道高反应性，可进一步结合肺部CT证实有无永久性气道异常。近些年有大量研究表明儿童期哮喘与成人慢性阻塞性肺疾病（COPD）相关。

由此可见，部分儿童支气管哮喘预后不佳，那么家长们应该如何预防呢？过敏性疾病预防分为三级预防，包括：Ⅰ级预防，即阻断变应原致敏过程中的 IgE 的产生，因过敏机制尚不完全清楚，故尚处于研究阶段。Ⅱ级预防：抑制过敏疾病发生及减少再暴露，避免接触危险因素，例如避免接触食物过敏原，环境过敏原（如霉菌、宠物皮屑、尘螨和花粉等吸入性过敏原，清洁剂、香水、烟草、烟雾等特殊的刺激性气味），呼吸道感染相关病原等。Ⅲ级预防：治疗及减缓症状，即药物治疗。儿童支气管哮喘的治疗目标是减少发作次数、减轻发作程度，通过治疗和控制发作，使患儿生长发育不受影响，可正常生活和学习。有研究表明，在进行早期、长期、持续、规范、个体化的治疗后，约 70% ～ 80%的儿童年长后症状不再反复，30% ～ 60% 的患儿可完全治愈。因此，儿童支气管哮喘的预后较成人好很多，许多患儿通过积极和及时的治疗，能够在青春期之前缓解或痊愈。

小儿哮喘病变可怕吗？

小儿哮喘病变并不可怕，积极的防治很关键。首先，家长和医生应相互配合，坚持早期、长期、持续、规范、个体化的治疗过程。其次，在日常生活中，家长要注意以下几点：首先，远离过敏物质。家长要注意生活环境安静、舒适、整洁，选择向阳的居室，勤洗、晾晒被褥衣物，室内保持清洁、通风、干燥，如果孩子确定对宠物皮毛过敏，减少甚至避免饲养宠物，严禁吸烟，对花粉及草类过敏的孩子，注意外出防护等。要保证孩子饮食清淡而富有营养，忌食生冷、油腻、辛辣、过酸过甜，如存在食物过敏，应避免食用相关食物。其次，积极预防呼吸道感染。家长要减少哮喘患儿呼吸道疾病的发生，首要一点就是预防感冒，因为感冒会诱发哮喘，而且严重干扰康复进程。再次，适当体育锻炼。哮喘缓解期鼓励患儿适当参加运动，如跑步、游泳、骑自行车等。运动量宜从小到大，从弱到强，逐步适应。

小儿哮喘能根治吗？预后如何？

儿童支气管哮喘是一种遗传性的、以变态反应为基础的慢性反复发作性疾病，难以彻底治愈，特别是过敏性体质往往是终生性的。因此最理想的预后是停止治疗后，长期没有哮喘症状和气道反应性恢复正常。

儿童哮喘的预后分为近期预后和远期预后，近期预后通常较好，儿童哮喘中许多患儿可随年龄的增长，其哮喘症状逐渐减轻，至青春期停止发作，缓解期可长达数年至数十年甚至终生不发作，但许多患儿可有潜在的气道高反应性。因此，儿童哮喘的远期预后有较大差异。

首先，儿童哮喘的预后和发病年龄、病情严重程度、病程的长短、有无遗传病史以及是否接触过敏原、肺功能受损程度等密切相关。其次，是否早期进行正规治疗，早期规范化治疗可以使患儿生长发育不受影响。相反，反复持续的急性哮喘发作，抗生素的不正确使用，静脉和口服激素的大量使用，缓解药物的短期多次使用，危害和不良反应大。如若没有正确的治疗，患儿病情恶化，肺功能迅速下降，可迁延到成年，甚至导致哮喘严重发作时的死亡。再次，早期正规治疗以及哮喘患儿和家长配合程度，与儿童哮喘的转归和预后关系重大。经规范化治疗，绝大多数儿童哮喘可达到临床控制，临床控制率可达95%。相反，患儿若症状长期未能得到有效控制，反复发作易发展为成人哮喘，则可出现气道重塑或并发COPD或呼吸衰竭，则预后较差。最后，儿童哮喘预后的好坏与环境因素有密切关系，假如患儿生活在一个过敏原或刺激物很少的环境，可能终生不发作，但生活在一个多过敏原的环境则可随时在气道高反应性的基础上诱发哮喘。

小儿哮喘有生命危险吗？

行正规、规律治疗的患儿，哮喘一般不会影响生长发育，也不会造成心肺功能的长期损害。但如果不规律治疗或体质不佳，反复严重发作，一些患儿在急性发作基础上，因感染、疲劳、精神过度紧张、身体衰弱、合并其他疾病等发展为哮喘持续状态，有时可危及生命。

哮喘持续状态是指哮喘发作在合理应用常规缓解药物治疗后，仍有严重或进行性呼吸困难。表现为哮喘急性发作，出现咳嗽、喘息、呼吸困难、大汗淋漓和烦躁不安，甚至表现出端坐呼吸、言语不连贯、严重发绀、意识障碍及心肺功能不全的征象。体格检查可见桶状胸、三凹征，肺部满布哮鸣音，严重者气道广泛阻塞，哮鸣音反可消失，称为"沉默肺"或"闭锁肺"，这是哮喘最危险的体征。哮喘持续状态可危及生命，应立即急诊就医。哮喘危重状态的患儿，经过氧疗、补液、迅速的全身糖皮质激素和支气管舒张剂的使用，再加上先进的辅助通气设备，会迅速得到缓解，从而降低生命危险。

目前，死于哮喘的孩子是极少数的。随着缓解药物和控制药物的使用，儿童哮喘的病死率极低，约为 2/10 万～ 4/10 万。只要坚持长期、持续、规范和个体化的治疗，遵守医嘱，避免诱发因素，儿童哮喘的生命危险性接近于零。

哮喘影响孩子的生长发育吗？

当孩子患了哮喘后，多数家长担心哮喘会影响孩子的正常生长发育。如果哮喘发作不是很频繁，程度又不是很严重，既往孩子的生长发育完全正常，这种情况是不影响孩子生长发育的。而少数发作频繁，程度重，又未接受规律治疗者，例如哮喘终年发作或长期大量口服或静脉糖皮质激素，则可影响其生长发育。一般来说，哮喘病变中胸廓畸形常见，长期发作或病程长的患儿，可出现桶状胸、鸡胸等畸形。早期接受正规治疗，这些问题是可以避免的。

有一部分家长担心哮喘用药影响孩子生长发育，这种想法也是错误的。目前，儿童哮喘的一线治疗药物是吸入型糖皮质激素，并非口服或者静脉糖皮质激素。吸入型糖皮质激素剂量小、全身不良反应小，通过吸入药物直接作用于气道黏膜，局部抗炎作用强，是目前首选也是最有效的药物。国外和国内多中心的随访研究均表明，远期随访至成年，与正常儿童相比，吸入型糖皮质激素的使用不影响患儿身高，未导致患儿体重增长。而反复多次发作，每次发作均使用静脉或口服糖皮质激素治疗的患儿，成年期身高和体重均比正常同龄人下降，肺功能也较正常人显著降低。

因此，哮喘规范化的治疗是不影响儿童生长和发育的，未坚持治疗导致的哮喘反复急性发作才会影响儿童生长和发育。

小儿哮喘的病因 ....

引起哮喘发作的诱因有哪些？

引起支气管哮喘发生、发展的因素很多，除了遗传倾向外，越来越多的外在因素起到重要作用。如前文所述，首先是性别因素，研究表明男孩患病率高于女孩，这种差异可能与激素分泌及遗传易感性不同有关，然而随着年龄增长，男女性别差异到青春期会逐渐接近。其次，特应性及哮喘遗传性是哮喘的重要危险因素。早期出现湿疹、特应性皮炎的孩子，发生哮喘的危险性增加。过敏性鼻炎或哮喘患者的后代，发生哮喘的危险性增加。再次，还有研究表明，相对于足月新生儿，早产儿哮喘发病率增加。生后早期配方奶粉喂养增加了哮喘的患病率。肥胖可能增加哮喘患病率。另外，从外因来看，哮喘患儿气道非常敏感，接触到环境中的"诱发因素"后会出现哮喘症状。这些因素主要包括食物过敏原；室内变应原，如屋尘螨、粉尘螨、蟑螂、动物变应原、真菌等；室外变应原，如花粉、粉尘、草类、真菌等；另外还有吸烟、油烟、清洁剂、香水等刺激性气味；冷空气；呼吸道感染；情绪波动，儿童大哭或者大笑；剧烈运动和重体力活动；还有流行病学证据显示空气污染与儿童哮喘密切相关，但机制尚不明确。

值得一提的是，年长儿与婴幼儿在诱因上存在差异。年长儿常见诱因包括：气道刺激因素，如接触或吸入过敏原、剧烈运动、吸入冷空气、呼吸道感染，情绪过度紧张、激动、忧郁甚至恐惧心理亦可引起部分气道反应性较高患儿的哮喘发作。而引起婴幼儿哮喘发作的最常见原因为呼吸道感染、哭闹或大笑、进食过凉过甜或辛辣刺激的食物，亦有过敏体质的婴儿进食某种特殊食物后发作喘息。家长应留心观察引起孩子喘息发作的可能因素，并在生活中尽量避免。

哮喘的病因有哪些？

GINA 委员会最新颁布的指南中特别强调了哮喘是一种异质性疾病，一种由不同病因、不同发病机制导致的具有共同临床表现的综合征。哮喘发病的原因较为复杂，一般认为存在内在遗传因素与外在环境因素。遗传因素是指患儿先天存在过敏体质，较非过敏体质的孩子易于致敏，当过敏时，在气道即表现为气道高反应性。环境因素是指患儿生活的环境存在的过敏原较多，如食物过敏原；室内变应原，如屋尘螨、粉尘螨、蟑螂、动物变应原、真菌等；室外变应原，如花粉、粉尘、草类、真菌等，另外还有吸烟、油烟、清洁剂、香水等刺激性气味，冷空气、食物性过敏原、引起空气污染的相关物质等等，患儿长期暴露于过敏原中，逐渐致敏，出现过敏症状，直至哮喘发作。哮喘的起病是在两者的共同作用下发生的，不同个体的表现形式不同，应根据患儿的具体情况判断。

哪些食物变应原可致哮喘发作？还有哪些变应原？

食物诱发的哮喘发作较为少见，主要发生于婴幼儿期，常见的食物过敏原为牛奶、鸡蛋，偶有鱼虾、海鲜、花生坚果、热带水果进食后哮喘发作的报告。是否存在食物因素诱发哮喘，主要靠家长密切观察。如进食某种食物后哮喘发作，缓解后如果再次进食同样的食物哮喘又复发，就可以确定该食物为哮喘的诱因，应注意避免。但有时诱发哮喘发作的并非食物本身，而是加工食品中的添加剂、防腐剂等，需要家长注意鉴别，也建议哮喘患儿避免食用过多的零食。另外还需注意的是，过甜、过咸、过冷以及辛辣的食物都会对气道造成刺激，引起哮喘发作，因此哮喘患儿应注意清淡饮食。

下面我们介绍一下导致哮喘发作的常见的变应原。（1）室内变应原。①尘螨：是全世界范围内最常见的潜在室内变应原和诱发哮喘的主要原因。引起变态反应的螨类以屋尘螨、粉尘螨最常见。尘螨生长环境温度在 22 ～ 26℃，相对湿度大于 50%，繁殖季节在 6 ～ 10 月最旺盛。当前消灭尘螨最主要手段以物理方法为主，包括加热、冷冻、高压蒸汽、紫外线照射（40℃环境下暴露 24 小时可将尘螨杀死）。室内卧具简洁，尤其卧室枕头、床褥应注意清洁。②蟑螂变应原：蟑螂躯体、皮屑、粪便、虫卵均有较强的致敏性，存在于屋尘中，吸入可引起哮喘。③动物变应原：家养恒温动物通过分泌物、排泄物、皮屑释放变应原。④真菌：包括霉菌、酵母菌，黑暗、潮湿、通气不良的环境易于生长，房内加湿器可致室内真菌生长。（2）室外变应原。①花粉：哮喘相关花粉主要来自树木、禾草、杂草，蒿草花粉是我国强致敏花粉，可引起严重的季节性变应性鼻炎和哮喘发作。②真菌：如交链孢霉、分枝孢霉与哮喘关系较大，最近认为平菇孢子、蘑菇孢子与哮喘亦有关。

哮喘会遗传吗？

2010 年全国儿科哮喘协作组进行第三次全国儿童哮喘患病率的调查，结果显示：家族其他成员哮喘及过敏史增加儿童哮喘风险。另外有研究表明，特应性及哮喘遗传性是哮喘的重要危险因素。早期出现湿疹、特应性皮炎的孩子，发生哮喘的危险性增加。过敏性鼻炎或哮喘患者的后代，发生哮喘的危险性增加。另有报道，哮喘和气道高反应可在家族中发生。一个孩子如父母一方有哮喘，有25%可能发生哮喘，如父母双方都有哮喘，则子女有50%可发生哮喘。可见，有过敏性疾病家族史的孩子比没有过敏疾病家族史的孩子更容易患哮喘及其他过敏性疾病。但是这并不代表哮喘会遗传。原因在于哮喘是一种遗传倾向，并不等同于遗传。遗传病是指基因或染色体结构先天异常，其发病完全是遗传造成，与后天环境无关；而遗传倾向是指在先天遗传与后天环境的共同作用下才可能发病。正如前文所述，家族中患过敏性疾病的成员较多，这种过敏体质可能会遗传给孩子，但需要在外界环境的长期刺激下，如长期置身于过敏原浓度较高的环境中，才会使孩子致敏，并最终表现出鼻部、呼吸道或皮肤的过敏性症状。

小儿哮喘和季节有关吗？

哮喘发作有季节性和常年性两类，季节性多为室外真菌、花粉所致。具体如下：（1）春秋季节，天气温度变化较大，忽冷忽热易引起患儿呼吸道感染，而呼吸道感染可以诱发哮喘。（2）春夏季节，花草树木茂盛，百花齐放，尤其是野草或树木的风媒花粉在此期间播撒至空气中，有过敏体质的人吸入某些过敏花粉便开始打喷嚏、流鼻涕、鼻痒、咳嗽，以后逐渐引起哮喘。（3）很多灰尘中生长着一种称为"螨"的小虫，在空气湿度较高及一定的温度时（25～30℃）容易生长繁殖，有些人因吸入了某些灰尘后便引起哮喘，但很多灰尘属刺激性并非过敏性，若以为对"灰尘过敏"而寻求用灰尘或螨脱敏是没有效果的。由上可见，春秋季节气温变化大，过敏花粉多，正逢尘螨的生长繁殖季节等因素，造成了哮喘易在春秋季节发病。（4）此外，一些哮喘病并不一定在春秋季节发病，婴幼儿哮喘发生最多的还是冬季，与呼吸道感染（此时发生最多）密切相关。（5）常年发作主要为室内过敏原如尘螨、室内真菌等所致，无明显的季节性。所以，小儿的哮喘与季节有关。家长应多注意防护。

哮喘与感染有关吗？

哮喘与感染密切相关，常见病原有病毒、支原体、细菌等。（1）病毒感染：国内外流行病学调查提示大多数有喘息发作的婴幼儿证实有病毒感染，尤其是呼吸道合胞病毒（respiratory syncytial virus RSV）、副流感病毒（parainfluenza virus），近年来更重视鼻病毒（rhinovirus）。病毒感染可直接损伤呼吸道上皮细胞，同时还可以导致机体免疫损伤，引起喘息发作，并可能是哮喘的激发因素。（2）肺炎支原体感染：肺炎支原体（mycoplasma pneumoniae，MP）感染与哮喘之间的关系已日益受到重视，肺炎支原体感染不仅可直接损伤气道上皮细胞，还能通过免疫反应机制，促进多种炎症细胞聚集，释放大量细胞因子，促进气道反应性增加。（3）细菌感染：国外一个哮喘高危儿童出生队列的研究发现，出生 1 个月的新生儿咽部存在多种定植菌，与无定植菌的婴儿相比，存在定植菌者到 5 岁时哮喘发病率明显增高。由此可见，哮喘与感染密切相关。

感冒与小儿哮喘有关系吗？

国内外流行病学调查提示，大多数有喘息发作的婴幼儿证实有病毒感染，尤其是呼吸道合胞病毒、副流感病毒、鼻病毒。病毒感染可直接损伤呼吸道上皮细胞，同时还可以导致机体免疫损伤，引起首次喘息发作，同时病毒感染可以是哮喘发作的激发因素，可见病毒感染与哮喘密切相关。而我们通常说的"感冒"，即上呼吸道感染，大多由病毒引起，病毒侵入机体后直接损伤呼吸道上皮细胞引起炎症反应，病毒大量复制加重炎症刺激气道；同时，呼吸道感染时气道上皮的屏障功能受损，使过敏原易于透过屏障进入机体，导致机体免疫损伤，从而增加哮喘发作机会。由此可见，尽管并不能说感冒一定引起哮喘，但病毒感染作为儿童喘息的主要诱因之一，仍应尽量避免。引起"感冒"的病毒种类繁多，较难预防，只能依靠增强体质、流感季节注意防护等方式减少发生。

体质与小儿哮喘有关吗？

通常体质有两方面含义，一指体质强弱，亦即免疫力正常或减弱，二指特应性，亦即过敏体质，大多数哮喘儿童为过敏性体质，也有少数儿童过敏体质不明显，但体质较弱，容易反复呼吸道感染，亦会诱发喘息发生，但无论是否存在特应性体质，均可患支气管哮喘。体质好或非特应性儿童，在急性呼吸道感染、接触过敏原、冷空气、天气变化、情绪等诱因后，可引起哮喘急性发作，但其哮喘随年龄增长有逐渐好转的趋势；而体质较弱或明显特应性体质的患儿，如佝偻病、营养不良、低出生体重儿、早产儿等则相反，常表现为哮喘反复发作，程度重，治疗效果不佳，预后不良，有时甚至持续整个儿童期，直至成人。

体质对哮喘的影响只是一方面，支气管哮喘还与遗传性家族史、发病年龄、病情严重程度、病程的长短、肺功能受损程度、是否正规治疗、患儿及家长依从性、周围环境等很多因素有关。

营养不良会导致小儿哮喘吗？

一些患儿在哮喘急性发作基础上，因感染、疲劳、精神过度紧张、身体衰弱、合并其他疾病等可发展为哮喘持续状态，有时可危及生命。可见，营养不良患儿免疫力低下，在多种诱因作用于机体时，更容易引起哮喘发作或加重。虽然营养不良并非导致小儿哮喘的直接因素，但一般认为营养不良的儿童体质较弱，抵抗力差，容易发生反复呼吸道感染，如合并过敏体质则会增加发生哮喘的风险。研究结果表明，母乳喂养可促进早期免疫系统的成熟，减少早期感染，降低儿童喘息疾病的发生，但这种看法目前还有争论。另外，孕期合理饮食，摄取丰富多元的营养，尤其是进食富含维生素 D 和维生素 E 的食物亦可降低儿童喘息性疾病的发生。另外家长需注意保证孩子营养均衡，忌食生冷、油腻、辛辣、过酸过甜，如存在食物过敏，应避免食用相关食物，并且适当体育锻炼，增强体质。

咳嗽与小儿哮喘有什么关系？

在日常生活中，经常遇到孩子咳嗽老不好的情况，那么咳嗽到底和哮喘有什么关系呢？我们知道，儿童哮喘尤其是婴幼儿哮喘表现较不典型，多以咳嗽、流涕起病，且常合并上、下呼吸道感染，易被医生诊断为呼吸道感染，经常规抗感染治疗效果不佳，病情迁延不愈，反复发作；另外一部分患儿以刺激性干咳起病，清晨或夜间发作，抗感染治疗无效，但对支气管舒张剂敏感，并排除其他疾病，这种不典型的哮喘称为咳嗽变异性哮喘，易被家长忽略。婴幼儿哮喘诊断较为困难，咳嗽变异性哮喘容易误诊为反复呼吸道感染，所以如果家长遇到小婴儿无明显感染的咳嗽，或大孩子咳嗽持续或反复发作超过 1 个月，无明确感染征象或长期抗生素治疗无效时，家长应引起重视，注意观察孩子咳嗽的特征、诱因、用药后的效果，尽早带患儿于专科门诊就诊，积极配合医生，明确诊断。切忌乱用抗生素和止咳药等。

情绪对哮喘有何影响？

情绪过度激动是哮喘发作的触发因素。由于大哭、大笑、生气或惊恐等极度情绪表达可引起过度通气，出现低碳酸血症，导致气道收缩，从而引起哮喘急性发作。还有研究表明，情绪过度紧张、激动（大哭或大笑）、伤心、焦虑，可引起机体神经内分泌的变化，通过神经内分泌的调节机制，引起气道反应性较高的患者哮喘发作。但是，哮喘控制时情绪影响会很小。由此可见，家长和患儿需要在遵从医嘱规范化治疗哮喘的同时，积极调整心态，引导哮喘患儿保持积极乐观的情绪也是非常重要的，家长也应该和患儿一道树立起战胜哮喘的信心，给孩子以正面的情绪影响，避免错误的心理暗示。

为什么哮喘儿童在青春期症状能好转或停止？

从儿童支气管哮喘的自然发展过程及转归来看，50% 哮喘患儿在 10 ～ 20 岁症状消失，但在成人期还有可能发作。大多数研究表明随着年龄增长，气道发育逐渐成熟，管径增大，部分患儿过敏体质逐渐改善，哮喘症状有很大的机会在 10 ～ 20 岁缓解或减少，但也有少数人会在成年后复发。影响儿童哮喘转归的因素很多，主要包括特应性及哮喘遗传性背景，哮喘发病病情严重程度、病程的长短，是否接触过敏原，肺功能受损程度，是否早期进行正规治疗，患儿和家长与医生的配合程度。一般无遗传背景、哮喘发作频次少、病程短、过敏程度轻、肺功能受损不严重、治疗及时、依从性好的患儿，哮喘症状容易随着年龄的增长而缓解，且肺功能不受影响。因此需要再次强调，及时明确诊断，尽早干预治疗，在医生的指导下调整用药剂量，定期复查肺功能，使哮喘完全被控制。

哮喘为何常在夜间发作?

多年来人们知道哮喘患者常在夜间发作或加重,甚至死亡,原因不明。近年来许多研究提示,这些患者气道反应性增高和气道炎症均特别明显。由于人体内分泌和介质浓度的节律变化,夜间引起支气管收缩的介质浓度升高而舒张支气管的介质浓度降低,同时睡眠状态下迷走神经兴奋,作用于支气管平滑肌可引起支气管痉挛。以上变化对健康儿童并无影响,但哮喘患儿的气道反应性较健康儿童增高,轻微刺激即可引起气道收缩,导致哮喘发作。此外,夜间气道感受器功能减退,气道分泌物排泄不畅,可导致分泌物蓄积,刺激气道;合并鼻窦炎或副鼻窦炎的患儿如睡眠时体位不当,易吸入呼吸道分泌物,引起支气管痉挛。如果卧室有患者敏感的过敏原存在,如动物羽毛填塞的枕头、褥、鸭绒被等,随空气进入呼吸道,亦可引发哮喘。

第三章
小儿哮喘的临床表现和诊断

小儿哮喘的临床表现和体征有哪些？

在临床工作中，我们发现哮喘的症状是非特异性的，有的哮喘患儿常被诊断为支气管炎、肺炎等，经过一系列的抗生素及对症治疗不见好转。所以小儿哮喘的诊断是至关重要的。下面介绍一下小儿哮喘的临床表现及体征。

哮喘的主要症状是喘息，但喘息不一定是哮喘，一个更恰当的观点应该是"有喘息症状者，在排除其他疾病之后，应首先考虑哮喘"。哮喘起病可呈急性，也可以呈慢性发作，轻度的仅表现为咳嗽、喘息，也可以是重度的，表现为呼吸增快、烦躁不安、呼吸困难，发绀，冷汗淋漓，坐位时耸肩曲背，呈端坐样呼吸，行走困难甚至不能说话，心动过速、奇脉等。当患者极度呼吸困难时，哮喘最主要体征——喘息可以不存在，用支气管舒张剂后才表现出喘息。典型的胸部听诊，可闻及双肺散在或弥散性以呼气相为主的哮鸣音，呼气相延长。

什么是哮喘危重状态？

哮喘危重状态以往称哮喘持续状态，是指哮喘发作在合理应用常规缓解药物治疗后，仍有严重或进行性呼吸困难，表现为哮喘急性发作，出现咳嗽、喘息、呼吸困难、大汗淋漓和烦躁不安，甚至表现出端坐呼吸、言语不连贯、严重发绀、意识障碍及心肺功能不全的征象。体格检查可见桶状胸、三凹征，肺部满布哮鸣音，严重者气道广泛阻塞，哮鸣音反可消失，称为"沉默肺"或"闭锁肺"，这是哮喘最危险的体征。哮喘持续状态可危及生命，应立即急诊就医，完善血气分析、胸片、心电图等检查，协助诊治。哮喘危重状态的患儿，经过氧疗、补液、迅速的全身糖皮质激素和支气管舒张剂的使用，再加上先进的辅助通气设备，会迅速得到缓解，从而降低生命危险。哮喘急性发作时有诱发哮喘持续状态的因素，如变应原、β_2 受体激动剂应用不当、突然停用激素、情绪过分紧张、理化因素、有严重并发症或伴发病等，应注意避免以上危险因素。

小儿哮喘如何分期？

根据临床表现，哮喘可分为急性发作期（acute exacerbation）、慢性持续期（chronic persistent）和临床缓解期（clinical remission）。急性发作期是指突然发生喘息、咳嗽、气促、胸闷等症状，或原有症状急剧加重；慢性持续期是指近 3 个月内不同频度和（或）不同程度地出现过喘息、咳嗽、气促、胸闷等症状；临床缓解期系指经过治疗或未经治疗症状、体征消失，肺功能恢复到急性发作前水平，第一秒用力呼气量（FEV_1）或 PEF ≥ 80% 预计值，并维持 3 个月以上。

什么是哮喘急性发作期，有哪些临床表现？

急性发作期是指突然发生喘息、咳嗽、气促、胸闷等症状，或原有症状急剧加重。急性发作常由于接触一些刺激因素如冷空气、变应原、有毒烟雾等，起病多为急性，病情严重度差异较大。轻度发作时多数以发作性咳嗽和胸闷为主要表现。严重发作时患儿烦躁不安，端坐呼吸，耸肩喘息，面色苍白，鼻翼扇动，口唇及指甲青紫，大汗淋漓，说话时字词不能连续。医生查体可见"三凹征"明显，胸腹反常运动，胸廓膨隆，叩诊呈过清音，肺部听诊呼气相延长，多数有广泛的呼气相的哮鸣音。如气道阻塞严重，呼吸音可明显减弱，哮鸣音反而减弱甚至消失。心率增快，可出现颈静脉怒张、奇脉等体征，严重病例可并发心力衰竭，出现肺底广泛中、小水泡音，肝脏肿大及水肿等。

急性发作期的病情严重程度如何评估？

急性发作严重度分级：哮喘急性发作常表现为进行性加重的过程，以呼气流量降低为其特征，常因接触变应原、刺激物或呼吸道感染诱发。其起病缓急和病情轻重不一，可在数小时或数天内出现，偶尔可在数分钟内即危及生命，故应对病情做出正确评估，以便给予及时有效的紧急治疗。根据哮喘发作时的症状、体征、肺功能及血氧饱和度（SaO_2）等情况，进行严重度分型，6岁及以上见表4-1，5岁及以下见表4-2。

表4-1　哮喘急性发作严重度分级（6岁及以上）

临床特点	轻度	中度	重度	危重度
气短	走路时	说话时	休息时	呼吸不整
体位	可平卧	喜坐位	前弓位	不定
讲话方式	能成句	成短句	说单字	难以说话
精神意识	可有焦虑、烦躁	常焦虑、烦躁	常焦虑、烦躁	嗜睡、意识模糊
辅助呼吸肌活动及三凹征	常无	可有	通常有	胸腹反常运动

续表

临床特点	轻度	中度	重度	危重度
哮鸣音	散在，呼气末期	响亮、弥漫	响亮、弥漫、双相	减弱乃至消失
脉率	略增加	增加	明显增加	减慢或不规则
PEF 占正常预计值或本人最佳值的百分比（%）	> 80	> 60 ～ 80	≤ 60	无法完成检查
SaO$_2$（吸空气）	0.90 ～ 0.94	0.90 ～ 0.94	< 0.90	< 0.90

注：（1）幼龄儿童较年长儿和成人更易发生高碳酸血症（低通气）；（2）判断急性发作严重度时，只要存在某项严重程度的指标，即可归入该严重度等级。

表 2　哮喘急性发作严重度分级（5 岁及以下）

症状	轻度	重度 *
精神意识改变	无	焦虑、烦躁、嗜睡或意识不清
SaO$_2$（治疗前）**	> 0.95	< 0.92
讲话方式 ***	能成句	说单字
脉率（次 /min）	< 100	> 200（0 ～ 3 岁） > 180（4 ～ 5 岁）
发绀	无	可能存在
哮鸣音	存在	减弱，甚至消失

注：* 判断重度发作时，只要存在一项就可归入该等级；** 血氧饱和度是指在吸氧和支气管舒张剂治疗前的测得值；*** 需要考虑儿童的正常语言发育过程。

什么是哮喘慢性持续期，有哪些表现？

慢性持续期是指近 3 个月内不同频度和（或）不同程度地出现过喘息、咳嗽、气促、胸闷等症状。根据患儿的日间症状、夜间症状（憋醒）、应急缓解药的使用、活动受限、急性发作情况及肺功能指标作为病情严重程度分级，作为制定起始治疗方案级别的依据。哮喘慢性持续期应防止症状加重和预防复发，如避免触发因素、抗炎、降低气道高反应性、防止气道重塑，并做好自我管理。

什么是哮喘临床缓解期，有哪些表现？

临床缓解期系指经过或未经治疗，患儿症状、体征消失，肺功能恢复到急性发作前水平，肺功能提示 FEV_1 或 PEF ≥ 80% 预计值，并维持 3 个月以上。主要表现：呼吸通畅、没有咳嗽或喘息、夜间睡眠安稳、能够正常学习、运动和玩耍。临床缓解期的处理：为了巩固疗效，维持患儿病情长期稳定，提高其生命质量，应加强临床缓解期的处理。(1) 鼓励患儿每日定时测量 PEF、检测病情变化、记录哮喘日记。(2) 注意有无哮喘发作先兆，如咳嗽、气促、胸闷等，一旦出现应及时使用应急药物，以减少哮喘发作。(3) 坚持规范治疗，即使病情处于临床缓解期，也要继续使用长期控制药物规范治疗，定期评估哮喘控制水平，适时调整治疗方案，直至停药观察。

小儿哮喘后期会出现哪些并发症？

哮喘急性发作可引起相关并发症，包括肺气漏、肺不张、呼吸衰竭、猝死、感染、电解质紊乱等。急性期患儿应注意门诊及时诊治。

哮喘长期反复可引起儿童生长发育迟缓，成年人则可发展成为慢性阻塞性肺疾病和慢性肺源性心脏病等。

(1) 生长发育迟缓：见于重症哮喘患儿，如生长发育不良、骨龄延迟、青春期推迟、胸廓畸形等。胸廓畸形，如桶状胸、鸡胸、胸廓塌陷、驼背等。如果患儿发病年龄越早、病程越长、病情越重，则对生长发育的影响越大。因此，对哮喘患儿进行规范化治疗，控制气道的慢性炎症，减少或避免哮喘的反复急性发作，同时适当适量的体育锻炼，可以改善孩子的肺功能。

（2）慢性阻塞性肺疾病和慢性肺源性心脏病：近些年有大量研究表明，儿童期哮喘与成人慢性阻塞性肺疾病和慢性肺源性心脏病相关。

（3）支气管扩张：儿童极为少见，由于支气管被黏液嵌塞，使管腔扩大而形成支气管扩张，如若反复继发感染，可使病变持续存在，并逐渐加重。

（4）闭锁综合征：儿童极为少见，由于气道阻塞进行性加重，从而达到危重状态，或虽不太严重但症状持续不缓解，使用各种药物都无效，呼吸道与外界隔绝，像被"关闭"或"锁"起来一样。

儿童哮喘的诊断标准是什么？

关于儿童支气管哮喘，诊断标准如下：

（1）反复发作喘息、咳嗽、气促、胸闷，多与接触变应原、冷空气、物理性刺激、化学性刺激、呼吸道感染以及运动等有关，常在夜间和（或）清晨发作或加剧。

（2）发作时在双肺可闻及散在或弥散性，以呼气相为主的哮鸣音，呼气相延长。

（3）上述症状和体征经哮喘治疗有效或自行缓解。

（4）除外其他疾病引起的喘息、咳嗽、气促和胸闷。

（5）临床表现不典型者（如无明显喘息或哮鸣音），应至少具备以下1项：

①支气管激发试验或运动激发试验阳性。

②证实存在可逆性气流受限：A 支气管舒张试验阳性：吸入速效 β_2 受体激动剂（如沙丁胺醇）后15分钟 FEV_1 增加 ≥ 12%；B 哮喘治疗有效：使用支气管舒张剂和口服（或吸入）糖皮质激素治疗 1 ～ 2 周后，FEV_1 增加 ≥ 12%。

③ PEF 每日变异率（连续监测 1 ～ 2 周后）≥ 20%。

符合第 1 ～ 4 条或第 4、第 5 条者，可以诊断为哮喘。综上所述，喘息本身不是哮喘特异性症状，且哮喘的诊断是除外性诊断，每个患儿表现各异，所以需要家长带患儿到哮喘专业门诊明确诊断，以免误诊、漏诊，延误病情。

咳嗽变异性哮喘的诊断标准是什么？

咳嗽变异性哮喘是儿童哮喘的特殊类型，也是慢性咳嗽最常见原因之一。临床上以咳嗽为唯一或主要表现，不伴有明显喘息。诊断依据如下：

（1）咳嗽持续＞ 4 周，常在运动、夜间和（或）凌晨发作或加重，以干咳为主，不伴有喘息；

（2）临床上无感染征象，或经较长时间抗生素治疗无效；

（3）抗哮喘药物诊断性治疗有效；

（4）排除其他原因引起的慢性咳嗽；

（5）支气管激发试验阳性和（或）PEF 变异率（连续监测 2 周）≥ 13%；

（6）个人或一、二级亲属过敏性疾病史或变应原检测阳性。

以上第 1 ～ 4 项为诊断基本条件。同样，反复咳嗽本身也不是特异性症状，反复咳嗽大于 4 周即为慢性咳嗽，其具体疾病较为复杂，同样咳嗽变异性哮喘诊断也是除外性诊断，需专科医生综合考虑最终确诊。所以家长和孩子如有类似情况，应尽早到哮喘专科门诊诊治，以免延误病情。

血常规检查在诊断中的作用及意义？

众所周知，哮喘是多种细胞和细胞组分共同参与的气道慢性炎症性疾病，而嗜酸性粒细胞在其中起着举足轻重的作用。嗜酸性粒细胞具有吞噬作用，是引起气道炎症、气道高反应性和变态反应的关键细胞，在气道炎症中发挥重要作用。在日常检测项目中，血常规是最为常见、最为重要的内容之一，儿童外周血常规提示嗜酸性粒细胞升高，则可初步判断患儿是否存在过敏的情况，结合临床间接协助诊断哮喘。

C－反应蛋白（CRP）是机体应对炎性刺激或组织损伤时产生的一种急性时相蛋白，临床上用于感染性疾病的诊断以及鉴别诊断，是已经证实的炎症标志物。哮喘是一种由多种细胞、细胞因子和炎性介质共同参与的气道慢性炎症疾病，其发病机制较为复杂。有研究表明，CRP水平的升高和哮喘、呼吸系统损伤和支气管高反应性之间存在显著相关性。

哮喘的辅助检查有哪些？

（1）肺功能：肺功能检查是支气管哮喘诊断与治疗的重要手段之一，对于确定哮喘诊断，评估病情严重程度，指导治疗及检测疗效等方面有重要价值。肺功能检查采用物理检查方法，对身体无损伤，具有敏感度高、可重复检查、患者易接受和方便等优点。与胸片、CT等检查相比，肺功能检查更侧重于了解肺功能变化，包括肺通气功能、换气功能、呼吸调节功能及肺循环功能等。对哮喘患者进行肺功能检查，主要是了解有无气道可逆性阻塞、阻塞程度以及气道高反应性程度。

（2）变应性疾病特异性检测：也就是平时说的过敏原检查，用来明确变应原，指导患儿避免变应原、制定免疫方案，有助于预测变应性疾病自然病程。包括体内特异性检测，即变应原皮肤点刺试验，具有简洁、特异性高的特点。还包括体外特异性检测，即血清总 IgE 检测、血清特异性IgE检测，具有敏感、特异性高、精确、不受服药影响的优点。适用于无法皮肤试验；有抗原诱发严重过敏反应史，皮试有危险的；皮试不能检测到的抗原等。

（3）呼出气一氧化氮：呼吸道中一氧化氮是一种由内皮细胞、上皮细胞、炎症细胞等生成的小分子物质，存在于哮喘儿童呼出气中，被作为气道炎症的指标之一。

（4）影像学检查：如胸片、肺部 CT 等，在哮喘早期诊断及鉴别诊断中发挥重要作用。

（5）血常规检查：儿童外周血常规提示嗜酸性粒细胞升高，则可初步判断患儿是否存在过敏的情况，结合临床间接协助诊断哮喘。

（6）支气管镜检查：反复喘息或咳嗽儿童，经规范哮喘治疗无效，怀疑其他疾病，或哮喘合并其他疾病，如气道异物，气道局灶性病变（如气道内膜结核、气道内肿物等）和先天性结构异常（如先天性气道狭窄、食管 - 气管瘘）等，应考虑予以支气管镜检查以进一步明确诊断。

肺功能检查在诊断中的作用及意义?

肺通气功能检测是诊断哮喘的重要手段，也是评估哮喘病情严重程度和控制水平的重要依据。哮喘患儿主要表现为阻塞性通气功能障碍，且为可逆性。多数患儿在哮喘发作期间或有临床症状或体征时，常出现肺功能相关参数的异常。临床上常用的肺功能检查包括：

（1）支气管舒张试验：对疑诊哮喘儿童，如出现肺通气功能降低，可考虑进行支气管舒张试验，评估气流受限的可逆性。支气管舒张试验是评价气道阻塞可逆程度的检查。

（2）支气管激发试验：如果肺通气功能未见异常，则可考虑进行支气管激发试验，评估其气道反应性。目前临床上采用吸入组胺、乙酰甲胆碱、高渗盐水等方式激发。

（3）最大呼气流量（PEF）：最大呼气流量变异率监测包括日变异率及周变异率监测。计算日变异率要求测定清晨 6 ～ 8 时及晚上 6 ～ 8 时的 PEF；计算周变异率要求测定每天清晨及晚上的 PEF。变异率阳性是支持哮喘的有力证据。

（4）其他：根据患儿年龄及检测目的不同，可以选择肺容量通气功能测定、脉冲震荡肺功能测定、婴幼儿潮气呼吸肺功能检查等。

如果患儿支气管舒张试验阳性，支气管激发试验阳性，或 PEF 日间变异率 ≥ 20% 均有助于确诊哮喘。

胸部 X 线检查在诊断中的作用及意义？

胸部 X 线检查（即胸片）在儿童呼吸系统疾病中应用广泛，在哮喘患儿的早期诊断及鉴别诊断中发挥重要作用。绝大多数缓解期哮喘患儿常规胸部 X 线检查表现正常，仅有约 10% 表现肺纹理增多；哮喘发作期，多数患儿胸部 X 线检查显示肺纹理增多和肺气肿，部分患儿可见肺内片影，过敏性肺炎患儿胸片可见浅淡阴影且具有游走性；如哮喘合并有感染则胸部 X 线检查可出现炎性浸润影；如哮喘合并气胸和纵隔气肿等并发症，可完善胸部 X 线检查确诊，并定期复查以了解病情转归；胸部 X 线检查尤其对婴幼儿和病情重者非常重要，可协助了解病变的范围、程度以及有无肺炎并发症。当然，具体是否需要该项检查及结果判断需要哮喘专科医生结合临床症状、体征等综合判断。

什么情况下需做过敏原测试？

一般将容易发生过敏反应和过敏性疾病的个体，称之为"过敏体质"，医学上又称为特异质或特应性。具有"过敏体质"的人出生后常常表现为容易发生各种不同的过敏反应以及过敏性疾病，如湿疹、荨麻疹、过敏性鼻炎、哮喘等，有的则对某些药物特别敏感，可发生药物性皮炎，甚至剥脱性皮炎。临床上我们发现过敏体质的儿童大部分都有遗传背景。大多数患儿的一级亲属或二级亲属有过敏性疾病史。过敏原检测用来明确过敏原，指导患儿避免过敏原、制定免疫方案，有助于预测过敏性疾病自然病程。过敏原检测项目较多，下面介绍常见的过敏原检测。

（1）体内特异性检测，即皮肤点刺试验，具有简洁、特异性高的特点。包括食物组过敏原检测，具体项目有花生、牛奶、鸡蛋、虾、蟹、黄豆等，该检测必须结合临床症状，仅过敏原检测阳性只能说明患者可能对该食物过敏，若患儿在食用该食物后确实出现明显过敏反应，则应尽量避免食用该食物。还包括吸入组过敏原检测，具体项目有屋尘、棉絮、枕垫料、螨、多价真菌、花粉等。

（2）体外特异性检测，即血清总 IgE 检测、血清特异性 IgE 检测，具有敏感、特异性高、精确、不受服药影响的优点。适用于无法皮肤试验；有抗原诱发严重过敏反应史，皮试有危险的；皮试不能检测到的抗原等。

一般来说，对于所有反复喘息怀疑哮喘的儿童，均推荐进行皮肤点刺试验或血清特异性 IgE 测定，以了解患儿的过敏状态，协助哮喘诊断。然而，必须强调过敏原检测阴性不能作为排除哮喘诊断的依据，需结合临床具体分析。

儿童哮喘应与哪些疾病相鉴别？

喘息和咳嗽是儿童疾病中常见的症状，没有特异性，越是小年龄儿童，尤其小于 5 岁的儿童，越可能存在哮喘以外的其他疾病，因此在诊断哮喘之前必须除外其他疾病。以下列举常见的需要鉴别的疾病。

（1）毛细支气管炎：主要由呼吸道合胞病毒及副流感病毒感染所致，好发于 2～6 个月婴儿，常于冬春季流行，喘息是本病最常见症状。如果婴幼儿反复喘息则需要与哮喘鉴别。

（2）异物吸入：多见于学龄前儿童及婴幼儿。有吸入异物史或异物吸入史不明确，呛咳，以吸气困难、吸气性喘鸣为主，可疑患儿应行胸部透视检查协助诊断。如 X 线检查阴性，仍不能除外异物，可行纤维支气管镜检查明确诊断。

（3）支气管淋巴结核：常伴疲乏、低热、盗汗、体重减轻，阵发性痉挛性咳嗽伴喘息，应注意卡介苗接种史、结核接触史，检查有无卡疤，行肺部影像学检查、PPD 检查等协助诊治。

（4）胃食管反流：临床表现为呕吐致营养不良、生长发育迟缓、贫血等，伴胸骨后灼痛、嗳气、上腹部不适，同时有咳喘症状。24 小时食管 pH 检查是本病首选诊断方法。

（5）其他：如先天性心肺发育异常、原发性免疫缺陷、囊性纤维性变、原发性纤毛运动障碍、闭塞性毛细支气管炎等。

咳嗽变异性哮喘如何与支气管炎鉴别？

咳嗽变异性哮喘是儿童慢性咳嗽最常见原因之一，以咳嗽为唯一或主要表现。尽管临床上无喘息症状，未闻及哮鸣音，但其咳嗽形式与哮喘相同，可由运动、冷空气、气候变化或上呼吸道感染诱发或加重，多夜间和（或）凌晨发作或加重，以干咳为主，咳嗽可一年四季反复发作，也可能有季节性，往往持续时间较长，从几周到数月不等。约有 40% 的人有家族或个人过敏史。皮肤过敏原试验可能阳性。肺部听诊、胸部 X 线检查、肺功能通常正常，经较长时间抗生素治疗无效，抗哮喘药物诊断性治疗有效。专科医生需要结合病史、检查、治疗等综合判断。支气管炎为儿童常见呼吸道感染性疾病，多发生于冬季，细菌、病毒感染引起，以学龄儿童为主，咳嗽一般在 10 天左右，可表现为发热、咳嗽、咳痰、喘息等，结合肺部查体、血常规、胸片等明确诊断。抗感染治疗有效。综上所述，同样以咳嗽为主要表现，但是需要综合判断明确诊断，所以家长和患儿需要尽早来院诊治，以免延误病情。

第四章
小儿哮喘的治疗

小儿哮喘的治疗目标是什么？

儿童支气管哮喘反复发作或哮喘控制不佳不仅影响患者的工作、学习、日常活动和生活，同时消耗着大量的医疗资源，给社会造成了沉重的负担。哮喘急性发作常可危及生命，部分哮喘慢性持续甚至会发展到成人期，对其未来工作生活造成影响。幸运的是，随着医学科学技术的迅速发展，现代医学已经完全掌握本病发生发展规律，多数情况下诊断不难。为了达到控制甚至治愈哮喘的目的，需要患儿及家长共同努力。具体来说，儿童支气管哮喘主要有以下6点治疗目标：（1）有效控制哮喘急性发作，甚至无发作；（2）防止哮喘急性加重；（3）尽可能使肺功能维持在接近正常水平；（4）让患儿保持正常活动（包括运动）的能力；（5）避免哮喘药物的不良反应；（6）预防哮喘导致的死亡。希望通过家长、患儿、医生的共同努力，让您的孩子自由呼吸。

小儿哮喘的治疗原则是什么？

儿童支气管哮喘治疗应该越早越好，要坚持长期、持续、规范、个体化的治疗原则。急性发作期治疗原则：快速缓解症状，如平喘抗炎治疗。慢性持续期和临床缓解期：防止症状加重，预防复发，如避免触发因素、抗炎、减轻气道高反应性、防止气道重塑，做好自我管理。另外，患儿及家长应该坚持长期使用哮喘控制药物的基本原则。有些哮喘患儿及家长认为只在患儿出现哮喘临床症状时才需要治疗，不重视平时的预防治疗。其实哮喘和高血压、糖尿病一样属于慢性病，哮喘是肺部慢性炎症性疾病，在遇到诱因时发作，所以要形成有效治疗哮喘的概念，把治疗重点放在平时控制治疗上。只有这样，哮喘患儿才能免除哮喘反复发作的困扰，和正常人一样生活。

健康中国·名家科普

急性发作期如何治疗？

儿童哮喘急性发作期的治疗需要根据患儿年龄、发作严重程度、诊疗条件选择合适的初始治疗方案，并连续评估，在原治疗的基础上进行个体化治疗。哮喘急性发作时需在第一时间内予以恰当的治疗，以迅速缓解气道阻塞的症状。首先，需要吸入短效 β_2 受体激动剂（如万托林等）。这类药物松弛气道平滑肌作用强，通常在 3～5 分钟起效，疗效可维持 3～4 小时，是缓解轻、中度急性哮喘症状的首选药物，也可用于运动性哮喘的预防。吸入足量的速效 β_2 受体激动剂是最重要的。如治疗后患儿症状未能有效缓解或缓解维持时间短于 4 小时，应即刻赶往医院诊治。医院处理主要以雾化泵吸入的药物为主，一般为沙丁胺醇／特布他林＋异丙托溴氨／布地奈得混悬液，前者 1 小时内可 20 分钟重复一次，无缓解采用其他治疗。急性发作病情较重患者吸入治疗无效时可口服或静脉应用糖皮质激素（一般使用半衰期较短的糖皮质激素，如泼尼松、泼尼松龙或甲基泼尼松龙等），以防止病情恶化。如症状仍不缓解应加氨茶碱静脉滴注。

慢性持续期应如何治疗?

儿童支气管哮喘即使不发作也需要治疗,即慢性持续期治疗。因为哮喘是一种气道慢性炎症性疾病,这种炎症即使在慢性持续期也存在,只有长期治疗才能避免哮喘急性发作和预防病情进一步加重。哮喘急性发作期的治疗可能通过几天或几周的时间就达到控制的目的,但哮喘的完全控制不是简单的控制症状,是控制哮喘的炎症和气道的高反应性,这样的控制是高水平的完全控制,需要长程的治疗并维持完全控制。具体包括:鼓励患儿坚持每天测 PEF、监测病情变化、记录哮喘日记。同时,更为重要的是坚持规范治疗,病情缓解后继续使用长期控制药物规范化治疗,定期评估哮喘控制水平。适时调整治疗方案直到停药观察。注意有无哮喘发作先兆,如咳嗽、气促、胸闷等,一旦出现应及时使用应急药物以减轻哮喘发作。

如何判断哮喘患儿是否达到治疗目标?

经过规范化治疗,哮喘患儿的症状可得到有效控制。那么如何判断哮喘患儿是否达到了治疗目标呢? 有以下标准提示患儿达到控制,包括:①无日间症状;②未用沙丁胺醇等急救用药;③每天晨起 PEF ≥ 80% 预计值;④未发生因哮喘而夜间憋醒的情况;⑤无急性发作;⑥未到急诊就诊。

如何进行治疗方案的调整? 依据是什么?

在全球哮喘防治创议(GINA)中推荐对哮喘患儿长期治疗管理的方案是阶梯式治疗方案,即根据患者病情严重程度分级来决定治疗用药的种类及次数。在执行治疗方案后,哮喘未获得控制,则应升级治疗。一般情况下，在 1 个月内看病情改善程度。但首先审核患儿用药技术、依从性、危险因素。如果获得部分控制，考虑升级治疗取决于是否有更有效的选择，可能治疗选择的安全性和花费，以及患儿对获得此水平控制的满意度。如果哮喘控制持续至少 3 个月，则逐渐减少治疗降阶梯，目标是将治疗降至能维持控制的最低水平。获得控制后，监测仍然必要，因为哮喘是可变的疾病，必须注意监测，调整治疗。

治疗哮喘的药物有哪几类？

在临床中，常见的治疗哮喘的药物分成下面几类：

（1）糖皮质激素：这是最常见的治疗哮喘的药物，吸入性糖皮质激素是抑制气道黏膜炎症的最有效药物，并能增加 β_2 受体激动剂的支气管扩张作用，而且在适当剂量下，不会引起全身激素应用的不良反应，故在哮喘治疗中的地位受到高度重视。

（2）支气管舒张剂：包括① β_2 受体激动剂：短效 β_2 受体激动剂是最有效的支气管舒张剂，主要作用于小气道。现主张在有症状时按需吸入，在症状未控制时，作为激素吸入的补充治疗。吸入用糖皮质激素联合长效 β_2 受体激动剂具有协同抗炎和平喘作用，尤其适用于中重度哮喘的长期治疗。②茶碱类：松弛支气管平滑肌，还有一定抗炎作用。③抗胆碱类：对气道平滑肌有较强松弛作用，主要作用于大中气道。④硫酸镁：一般认为镁能调节多种酶活性，降低支气管平滑肌紧张度。

（3）过敏介质释放抑制剂：如白三烯调节剂、抗组胺药物等。

（4）其他：免疫调节剂、中药等。

缓解哮喘的药物有哪些？

缓解哮喘的药物是指按需使用的药物，这些药物通过迅速解除支气管痉挛从而缓解哮喘症状，其中包括：

（1）短效 β_2 受体激动剂：是目前使用最广泛、最有效的支气管舒张剂，尤其是吸入型 β_2 受体激动剂广泛用于哮喘急性症状的缓解治疗，适用于任何年龄。常用的短效 β_2 受体激动剂包括沙丁胺醇、特布他林，可以吸入、口服、静脉、透皮给药。

（2）全身用激素：哮喘急性发作时，病情较重，吸入高剂量激素效果不佳，或近期有激素口服史，或有危重哮喘发作史，早期口服或静脉糖皮质激素防治病情恶化，减少住院率，降低死亡率。

（3）吸入性抗胆碱能药物：如异丙托溴铵，降低迷走神经张力而舒张支气管，常与 β_2 受体激动剂联用，使支气管舒张增强且持久，尤其适用于夜间哮喘及痰多患儿。

（4）硫酸镁：初始治疗无反应，伴持续低氧血症，或治疗 1 小时后肺功能 FEV_1 仍低于 60% 者，考虑静脉应用硫酸镁。

（5）短效茶碱：哮喘缓解药物，由于"治疗窗"窄，一般不作为首选药物，适用于对支气管舒张药物和糖皮质激素无反应的重度哮喘。

控制哮喘的药物有哪些？

哮喘控制药物是指需要长期每天使用的药物。这些药物主要通过抗炎作用使哮喘维持临床控制，其中包括：

（1）糖皮质激素：吸入型糖皮质激素是哮喘长期控制的首选药物。可有效控制哮喘症状，改善生命质量，改善肺功能，减轻气道炎症和气道高反应，减少哮喘发作，降低哮喘死亡率。长期口服糖皮质激素适用于重症未控制的患儿，尤其是糖皮质激素依赖型哮喘。

（2）白三烯调节剂：非激素类抗炎药，抑制气道平滑肌中的白三烯活性，抑制和预防白三烯导致的血管通透性增加，气道嗜酸性粒细胞浸润，支气管痉挛。

（3）长效吸入 β₂ 受体激动剂：主要包括沙美特罗、福莫特罗，与激素联用具有协同抗炎平喘作用。长效口服 β₂ 受体激动剂可明显减轻哮喘夜间症状，由于潜在不良反应，不主张长期使用。

（4）茶碱：与糖皮质激素联合用于中重度哮喘的长期控制，有助于哮喘的控制，减少激素剂量。

哮喘危重状态如何处理？

重症哮喘患儿需要做哮喘控制、整体病情严重度分级、哮喘发作心肺功能分级评估。严重哮喘一旦被确定即需急诊治疗，住重症监护病房，进行心脏监测，详细观察表记录入院时间、临床表现、生命体征、奇脉、血气、峰流速值、用氧情况、治疗情况、用药情况。哮喘危重状态的早期识别、开放气道保持通畅、持续监护、适宜的心肺功能支持、维持内环境的平衡是抢救重症哮喘的关键。

什么时候应选择雾化吸入治疗？有哪些常用药物？

哮喘急性发作是气促、咳嗽、胸闷等症状突然出现或进行性加重，常有呼吸窘迫，以呼气峰流速值下降为特征。为尽快缓解哮喘急性发作的症状，改善肺功能，采用雾化吸入治疗可取得良好的疗效。常用药物：硫酸沙丁胺醇、吸入用异丙托溴铵、特布他林、复方异丙托溴铵、吸入用布地奈德混悬液。不同的年龄应使用不同的吸入装置，各种吸入装置都有一定的吸入技术要求，患儿及家长正确掌握吸入方法，以确保疗效。

4 岁以下小儿：采用有活瓣的带面罩的储雾罐协助吸入压力定量气雾剂（pMDI），或用气流量 ≥ 6L/min 的氧气或压缩空气（空气压缩泵）作动力，通过雾化器吸入药物。目前使用的普通超声雾化器不适用于哮喘治疗。

4 ～ 6 岁小儿：除应用雾化吸入外，可采用有活瓣的储雾罐辅助吸入

pMDI，部分患儿可用干粉吸入剂。

6岁以上小儿：可应用都保（tuberhaler）、准纳器（diskus）及旋转式吸入器（spinhaler）吸入干粉剂。也可借助有活瓣的储雾罐吸入pMDI。

如何选择 β₂ 受体激动剂？

β₂受体激动剂是治疗哮喘发作首选药物，最常用的方式有口服、吸入，按起效时间分速效、缓效，按持续时间分短效、长效。此类药物不良反应有心悸、骨骼肌震颤、心律失常、低血钾等。哮喘急性发作时，用空气压缩泵或氧气做动力雾化吸入速效β₂受体激动剂（沙丁胺醇、特布他林），可以快速缓解气道平滑肌痉挛。长效吸入型β₂受体激动剂（沙美特罗、福莫特罗）可以应用在哮喘治疗的各个时期，但沙美特罗起效慢，故不提倡在急性发作期应用。而对于哮喘发作期患儿，除了速效β₂受体激动剂外，为持续缓解气道平滑肌痉挛，减少或减轻哮喘发作症状和减少夜间症状，可短期加用β₂受体激动剂口服或静点。

如何选择糖皮质激素？

糖皮质激素是最有效的控制气道炎症的药物。给药途径包括吸入、口服和静脉应用等。吸入为首选途径，局部抗炎作用强。通过吸入过程给药，药物直接作用于呼吸道，所需剂量较小。通过消化道和呼吸道进入血液药物的大部分被肝脏灭活，因此全身性不良反应较少。口服给药适用于中度哮喘发作、慢性持续哮喘，可用于吸入大剂量激素联合治疗无效的患儿，也可作为静脉应用激素治疗后的序贯治疗；静脉给药用于严重急性哮喘发作患儿，应经静脉及时给予，无激素依赖倾向者，可在短期（3～5日）内停药，有激素依赖倾向者应延长给药时间，控制哮喘症状后改为口服给药，并逐步减少激素用量。

如何选择抗胆碱能药物？

吸入型抗胆碱能药物如异丙溴托铵，可阻断节后迷走神经传出支，通过降低迷走神经张力而舒张支气管，其作用比 β_2 受体激动剂稍弱，起效也稍慢，但其疗效也很肯定，长期使用不易产生耐药，不良反应少，常与 β_2 受体激动剂合用，使支气管舒张作用增强并持久。某些哮喘患儿应用较大剂量 β_2 受体激动剂不良反应明显，可换用此药，尤其适用于夜间哮喘及痰多患儿。剂量为每次 $250 \sim 500 \mu g$，用药间隔同 β_2 受体激动剂。

如何选择茶碱？

茶碱具有舒张气道平滑肌、强心、利尿、扩张冠状动脉、兴奋呼吸中枢和呼吸肌等作用，可作为哮喘缓解药物。但由于"治疗窗"较窄，毒性反应相对较大，一般不作为首选用药，适用于对最大剂量支气管舒张药物和糖皮质激素治疗无反应的重度哮喘。用药途径包括口服及静脉给药。

小儿哮喘临床缓解期应注意什么？

为了巩固治疗，维持病情长期稳定，提高生活质量，需注意加强缓解期治疗。具体包括：

（1）鼓励患儿坚持每日定时测量 PEF，记录哮喘日记。

（2）注意有无急性发作症状（咳嗽、气促、胸闷等），一旦出现及时应用急性发作期药物以减轻哮喘发作症状。

（3）坚持规范治疗，定期评估哮喘控制水平，适时调整治疗方案直到停药观察。

（4）定期返院调整治疗剂量。

（5）根据患儿具体情况，包括诱因及发病规律，与患儿及家长共同研究，制定预防措施，包括避免接触变应原，防止哮喘发作，保持病情长期控制稳定。

（6）并存疾病的治疗，如变应性鼻炎、鼻窦炎、肥胖等，有些并存疾病和因素可影响哮喘的控制，需同时进行治疗。

小儿哮喘有咳嗽需要治疗吗？

哮喘表现为反复的喘息、咳嗽、气促、胸闷。咳嗽是哮喘的表现之一。有哮喘的病人，咳嗽之后会有胸闷、气喘的表现。没有哮喘的病人，咳得再厉害，甚至发展到气管炎、肺炎也未必会引起喘息。所以小儿的哮喘如果咳嗽了是需要治疗的。

如前所述，有一种哮喘为咳嗽变异性哮喘，是指以慢性咳嗽为主要或唯一临床表现的一种特殊类型哮喘。在支气管哮喘开始发病时，有5%～6%是以持续性咳嗽为主要症状的，多发生在夜间或凌晨，常为刺激性咳嗽，咳嗽而痰少，临床无感染症状或经较长时间抗生素治疗无效。此时家长就要注意孩子是不是变异性哮喘了。因为往往会被误诊为支气管炎，而耽误孩子的治疗，使病情加重。

即使是普通的咳嗽，也是人体清除呼吸道内的分泌物或异物的保护性呼吸反射动作。虽然有其有利的一面，但剧烈长期咳嗽可导致呼吸道出血。哮喘的孩子尤其注意，如果出现突然咳嗽呼气时费力或呼吸时带有"咝咝"哨音，尤其是夜间出现这些表现，要注意及时就诊。

中西医结合治疗小儿哮喘有何意义？

中医药学有着悠久的历史，实验证明，某些中草药有抗炎、抗过敏、免疫调节的作用，临床也积累了应用中草药治疗儿童哮喘的丰富经验。中医讲究辨证论治，临床应用时必须根据患儿具体情况选择合适的中药治疗。

小儿哮喘中药治疗方法有哪些？其主要作用是什么？

中医对哮喘的认识："哮以声言，或名为吼，气为痰阻，呼吸有声，喉若曳锯，甚则痰咳不能卧息；喘以气言，肺肾之气，升降失常，则张口抬肩，气道窘迫，不能连续以息者"。哮喘急性发作时，首先须辨清虚实，实喘再细辨寒热；缓解期须细辨肺虚、脾虚、肾虚。治疗原则：未发宜扶正气为主，已发攻邪为主。小儿哮喘急性发作时，以邪实为主，当攻邪以治其标，重在理肺和脾，常用宣肺、豁痰、降气诸法，缓解期以正虚为主，当扶正以固其本，重在扶肺肾，培土生金，以调其脏腑功能，去其生痰之因，以图减轻或制止发作。

小儿哮喘近年有哪些新的治疗方式？

变应原特异性免疫疗法是一种对因治疗方法，是目前可以改变过敏疾病自然进程的唯一治疗方法。适用于症状持续，采用变应原避免措施和控制药物治疗不能完全消除症状的中重度哮喘或哮喘合并变应性鼻炎的患儿。在检查明确变应原后，让患儿由低剂量开始接触此种变应原，剂量逐渐增加，达到维持量后持续足够疗程，以刺激机体免疫系统产生对该变应原的耐受，当过敏体质的患儿再次接触该变应原时，过敏症状明显减轻或不再产生。治疗结束后疗效可以持续多年，还可以减少新的变应原引发的过敏反应。目前，我国儿童变应原特异性免疫疗法所应用致敏变应原的类型主要为尘螨，治疗途径包括舌下含服和皮下注射。

小儿哮喘复发有什么征兆吗？

哮喘儿童在病情发作前往往有先兆，如连续打喷嚏、不断咳嗽、心情烦躁、精神不振及呼吸加快等。当发现这些先兆时，一定要及时就诊，稳定病情，减少复发次数，以防哮喘反复。为了防止哮喘复发，患儿及家长应该提高意识。尤其是患儿进入哮喘缓解期后，此时气道的慢性炎症并未得到有效控制，稍有风吹草动，又会使哮喘"死灰复燃"。这是因为在缓解期间，支气管腔内仍有炎症潜伏，只不过是尚未接触到诱发哮喘发作的因素，而未爆发。若是有感冒、运动过量、紧张、兴奋或接触花粉、尘螨、动物皮毛等诱因，便可能出现明显的哮喘症状。因此，缓解期仍需要坚持治疗，预防哮喘急性发作。

如何正确对待哮喘患儿？

哮喘是气道慢性炎症，常急性发作，治疗目的在于规范化用药，控制或减少发作是哮喘治疗的根本。这不但需要医护人员正确指导，更需要患儿及家长的积极配合。但临床上很多患儿病情缓解后或一段时间不发作，家长就误认为是已痊愈，或担心用药不良反应，自行停药，以致哮喘反复发作。所以如何对哮喘患儿及家长进行宣教，使自我管理，坚持用药，正确用药，这些对有效控制哮喘非常重要。对待哮喘患儿，家长应该平时注意，加强宣传教育，监督患儿正确吸药，做好家庭管理和监测，与医生建立良好的医患关系。

小儿哮喘的治疗效果取决于哪些方面？

哮喘的治疗效果取决于多方面，因为哮喘治疗应采取综合治疗手段。具体有药物治疗，包括规范化的药物治疗、特异性免疫治疗等。同时也不可忽视非药物治疗，包括哮喘防治教育、避免接触过敏原及其他哮喘触发因素、患儿心理问题处理、生命质量、药物经济学等诸多方面。哮喘的治疗应尽早开始，坚持长期、持续、规范、个体化的治疗原则。

小儿哮喘的保健护理 ....

如何通过改善日常生活习惯减少小儿哮喘的发生？

为了减少小儿哮喘的发生，规范的药物治疗至关重要，不可盲目停药或减药，但良好的生活习惯也很重要。良好的生活习惯可以使哮喘患儿的作息变得规律，拥有健康的生活方式。

改善哮喘患儿的生活习惯主要从以下几个方面入手：（1）平时应该加强体育锻炼，增强体质，前提是运动量不宜过大，以不引起患儿哮喘发作为宜。（2）避免食入刺激性食物或吸入刺激性气体，以避免刺激气道平滑肌，引起哮喘发作。（3）在寒冷环境中应该注意保暖，尽量避免吸入冷空气。（4）在生活、学习中应该保持乐观心态，避免不良情绪。（5）在有明确过敏史的情况下应该尽量避免接触过敏原，如对花草过敏，外出时就应该戴口罩，对某种特定食物过敏，就应该避免食用该食物，对动物毛屑过敏，避免饲养动物，对螨虫过敏，注意卧具清洁，不玩毛绒玩具，室内物品应简单，不铺地毯、不放花草等。

控制哮喘，需要家长及患儿共同努力，从日常生活习惯入手。

小儿哮喘患者穿着应注意什么？

对于哮喘患儿的穿着没有特殊要求。家长及患儿需要注意平时生活中的细节，具体如下：患儿哮喘发作时，衣着不能太紧、太厚，以免影响呼吸活动，从而加重病情。同时家长应该注意，天气变化、冷空气等是哮喘患儿发病的常见因素，家长需要按季节、天气、气温及时给患儿增减衣物，避免冷空气等的直接刺激，同时也避免呼吸道感染间接诱发哮喘发作。针对哮喘患儿的衣服，洗涤时不要加入过多的洗涤剂，尤其是带有刺激性气味的洗涤剂，以防气味刺激哮喘发作。哮喘患儿的衣服及被褥应该经常接受阳光的暴晒，卧室避免铺置毛毯，以防尘螨的附着。避免穿皮草等易携带尘螨的衣物。在衣服的选材上应避免使用鸭绒或化纤衣服，内衣裤最好采用棉制品。家长需要从生活中、穿衣细节上避免刺激患儿的因素。

小儿哮喘患者应如何进行心理调节？

小儿哮喘发作与心理因素存在一定关系，心理社会因素可以直接或间接诱发或加重哮喘发作，而哮喘迁延不愈及发作时的喘憋、濒死感又会引发各种心理问题，形成恶性循环。因此，对哮喘患儿不仅要进行躯体治疗和生活护理，还要针对精神因素、情绪异常进行心理治疗。

针对哮喘患儿的心理问题，家长首先应该调整自己的心态，避免厌恶、歧视患儿，但也不能过分宠爱，尽量营造一个欢乐、富有安全感的氛围。经常与患儿沟通，关注患儿的内心及情绪变化，积极与患儿探讨问题以及解决困难。避免过度关注患儿的病情，避免过多的保护，对患儿安慰和鼓励，消除紧张和焦虑。争取像对待正常儿童那样，在病情许可的条件下，经常外出走动。帮助患儿建立信心，鼓励患儿积极参加校园活动，多与其他儿童交往，参加哮喘之家活动，患儿之间交流体会，使患儿缓解忧郁、焦虑心理。发掘患儿的兴趣所在，帮助孩子转移注意力，使患儿的生活更加丰富多彩。哮喘患儿自身应该规律用药，养成良好的生活习惯。积极向家长及医生反映自己的不适。

小儿哮喘患者如何调理体质？

哮喘患儿多是过敏体质，过敏体质说的通俗一点就是机体的免疫系统出现了异常的反应，因此，要避免过敏反应的发生，最重要的就是尽量避免与引起过敏的物质接触，因为多接触一次，体内针对过敏原的免疫物质也就多一份，反应会更剧烈。相反，如果长期不与过敏物质接触，那么相应的抗体或淋巴细胞就会逐渐减少，过敏反应也就会逐渐自行消失。但是有些过敏是不容易避免的，比如螨虫，很难将屋子里的螨虫全部清理干净。所以，除了采取避免接触过敏原外，目前调节哮喘患儿体质的方法主要为脱敏治疗。脱敏治疗又称为特异性免疫治疗，它是多次将过敏原提取液通过皮下或其他途径进入过敏患者体内，最终达到降低患者对过敏原敏感反应的治疗手段。目前儿童脱敏治疗的对象主要是有过敏史的轻中度哮喘患儿和过敏性鼻炎患儿，尤其是对尘螨过敏的患儿，建议 5 岁以上的患儿接受脱敏治疗。

如何提高慢性小儿哮喘患者的生活质量？

提高哮喘患儿的生活质量需要医生、家长以及患儿的共同努力。作为医生，应该为患儿制定个体化的治疗方案，对于患儿家长提出的问题耐心解答，为其讲解哮喘相关知识，提高患儿家长的信心。家长应该正确认识哮喘，不要因为患儿的病情过于焦虑，也不要由于患儿无法按时规律用药而责罚他，多与患儿、医生沟通，争取给患儿一个良好的环境。鼓励患儿多参加集体活动，增强自信心，树立乐观的生活态度。对于患儿，应该适当控制情绪，多与同学及哮喘病友沟通，有问题及时向父母及医生反映，不能因为羞怯或不想服药而隐瞒病情。自觉养成良好的生活习惯，早睡早起。哮喘缓解期患儿可以适当参加运动，如跑步、游泳、骑自行车等。运动量宜从小到大，从弱到强，逐步适应。

小儿哮喘患者如何进行饮食调理？

哮喘患儿的饮食应该注意不宜过凉、过甜、过油腻、过辛辣刺激，不宜食用已经证实过敏的食物，不宜进食过饱。有研究表明，水果、蔬菜和鱼的摄入是儿童哮喘保护因素；而快速食品是哮喘危险因素。如哮喘患儿存在食物过敏，应避免食用相关食物。食物过敏的诊断需要患儿提供详细的病史，包括症状的严重程度、患儿特异的状态、可疑食物变应原的线索，必要时进行过原敏皮肤点刺试验检测、血清特异性 IgE 检测，甚至食物激发试验等明确诊断。对于哮喘合并食物过敏的患儿，最佳治疗方法是禁食致敏食物，不仅禁食该种食物，也应禁食含该食物成分的一切食品。例如患儿对牛奶过敏，不仅应禁食牛奶，也应禁食一切奶制品及含奶糕点、糖果，牛奶过敏者，30% 羊奶也过敏，所以用羊奶替代也应慎重，而需要选择部分或完全水解奶代替。然而也不能过分教条，比如婴幼儿对蛋清过敏，不需要禁食蛋黄。总之，如果哮喘患儿食用了某种特定食物后引起喘息发作，在规律治疗哮喘的同时，需要征求哮喘或变态反应科医生的意见，决定是否需要停用该食物。

小儿哮喘患者如何进行日常锻炼？

由于哮喘患儿体质较正常儿童偏弱，而且大部分属于过敏体质，所以应该选择适宜的运动方式。不正确的运动方式不但不会增强患儿体质，还会引起患儿哮喘发作。日常生活中需要特别注意并鼓励哮喘缓解期患儿适当运动以增强体质，如散步、骑自行车、慢跑、游泳等。除此以外，患儿还可以选择一些呼吸训练，包括吹哨子、吹气球、大声唱歌等。坚持适宜的运动可促进血液循环及新陈代谢，增强心肺功能，提高机体对环境的适应能力和抗病能力，并可消除紧张状态，减少哮喘发作，营造良好心情。运动量宜从小到大，强度从弱到强，逐步适应。患儿需制订锻炼计划，选择适当的运动项目、运动方式，提高运动耐力、抵抗力，避免短时间内大量的剧烈运动。还应该随时注意关注天气、季节的变化，随环境及时增减衣服，防止感冒引起的哮喘发作。避免过敏原的环境中进行体育锻炼。

适合小儿哮喘患者的运动方法有哪些？

由于哮喘患儿的体质与正常儿童不一样，所以适合哮喘患儿的运动方式也有限制。适合哮喘患儿的运动主要是强度低的运动，避免在寒冷的环境中进行。游泳虽然是个强度较高的运动，但是患儿游泳时通常处于一个温和潮湿的环境中，气道不会接触到寒冷空气，避免了对气道的刺激，而且游泳可以锻炼胸肌、膈肌、肋间肌，提高肺的通气功能，所以比较适合哮喘患儿。当然，具体运动项目还需要结合患儿的情况。另外，还可以根据孩子的兴趣选择一些竞争力较弱的体育运动，如瑜伽、健美操、羽毛球等。由于哮喘的反复发作会影响患儿的肺功能，所以家长需要和患儿共同努力，注意加强患儿体育锻炼，并做到循序渐进，持之以恒。

对小儿哮喘患者的运动环境有哪些要求？

体育锻炼有助于增强体质，锻炼肺功能，对于哮喘的治疗有积极的作用。但由于哮喘患儿不同于正常儿童，所以哮喘患儿的运动方式与运动环境都需要注意。以下介绍一下运动环境的注意事项。哮喘患儿多为过敏体质，如果患儿在花粉季节外出运动的话，尽量选择花粉少点的操场，远离茂盛花草，佩戴口罩，避免接触花粉类过敏原，警惕哮喘急性发作。如有必要，在花粉季节尽量避免外出，可选择室内运动，如跳绳、仰卧起坐等。另外，寒冷季节，建议患儿尽量选择室内运动，因为冷空气的吸入会带走气道内的大量水分以及热量，冷空气等物理变化会刺激气道产生炎症介质，引起支气管平滑肌的收缩，导致哮喘的发作。最后，需要强调常见过敏原——螨虫、霉菌，因为对于尘螨、霉菌过敏的患儿，运动环境不宜过脏、过乱、过潮湿等，尽量避免接触尘螨易繁殖的环境，保持环境干燥、清洁。

小儿哮喘患者治疗结束后应该何时复诊？

由于哮喘属于慢性病，故哮喘患儿应该按时复诊，定期调整药量，直至达到完全的临床控制。如果患儿处于急性发作期，且就医时肺功能较差，或就诊时诊断不明确，应该在哮喘诊断性治疗一星期或半个月之内复查肺功能或遵医嘱。如果患儿经过一段时间的治疗，近3个月内临床症状得到控制，那么患儿可以根据自己的情况2～3个月复诊。临床症状控制表现为：日间症状 ≤ 2次／周，活动不受限，没有夜间症状，急救药物的使用 ≤ 2次／周，肺功能正常。如果患儿在使用最低剂量，且半年内没有哮喘发作，可以根据情况半年或哮喘发作的时候复诊。积极的就医复诊可以让医生对于患儿的情况有个详细的了解，针对患儿的病情及时地调整治疗方案，避免过度治疗。因为哮喘是一种慢性气道疾病，临床表现为反复急性发作和缓解交替出现，急性发作期易于发现，及时诊治。然而缓解期症状隐匿，肺功能可在正常范围内，易被忽视，而实际情况是，气道的慢性炎症仍然存在，所以家长及患儿应注意规范化用药，定期复诊。

小儿哮喘患者治愈后外出旅游有哪些注意事项？

（1）对于支气管哮喘患儿来说，旅游前要到医院进行一次体检，了解自己的身体状况是否适合旅游，如果患者处于不稳定期，那么建议放弃旅行。

（2）事先了解旅行地区天气、就医方便性以及有关过敏原的情况，防止过敏。春秋季节是旅游的最佳季节，但是对于一些旅游地多为花粉树木的地方，空气中的花粉种类及浓度都是很高的，因此一定要做好预防措施，尤其对花粉过敏的患者；若对花草过敏，尽量避免在草木旺盛的时候去大草原；如患儿对尘螨过敏，外出旅游时尽量选择干净无灰尘的住所，避免农家院或简陋不卫生的小旅馆；如果到偏远的山区，应事先了解交通及就近医院的联络方式。

（3）务必准备一些急性发作缓解药，如速效支气管舒张剂及口服激素，并事先咨询医生使用方法。吸入支气管舒张剂对急性发作效果很好，应随身携带，并于出门前检查余量是否足够。

（4）急性剧烈运动前也可预先吸入速效支气管舒张剂预防哮喘发作。如哮喘发作吸入速效支气管舒张剂 2 次不能控制，应尽快就医，应注意哮喘发作期间避免旅行。

小儿哮喘患者应如何预防上呼吸道感染？

大量研究表明上呼吸道感染可以是哮喘发作的激发因素。上呼吸道感染即我们通常说的"感冒"，大多由病毒引起，病毒侵入机体后直接损伤呼吸道上皮细胞引起炎症反应；同时，呼吸道感染时气道上皮的屏障功能受损，使过敏原易于透过屏障进入机体，导致机体免疫损伤，从而增加哮喘发作机会。由此可见，尽管并不能说"感冒"一定引起哮喘，但病毒感染作为儿童喘息的主要诱因之一，仍应尽量避免。引起"感冒"的病毒种类繁多，较难预防，只能依靠增强体质、流感季节注意防护等方式减少发生。具体如下：首先应该增加体育锻炼，增强体质。其次，随季节、温度及时增减衣物。再次，远离呼吸道感染患者，尤其是流感季节注意防护，远离感染源。最后，养成勤洗手、爱卫生的好习惯。均衡饮食，不挑食。必要时服用增强免疫力的药物。

小儿哮喘的预防

小儿哮喘的高危人群有哪些预防措施？

以下介绍哮喘高危人群的具体预防措施：首先，家长及患儿应注意识别和避免触发哮喘的因素，最常见的是尘螨、烟草、动物皮毛、蟑螂、花粉和霉菌等。其他常见的诱发因素包括剧烈运动和呼吸道感染。天气骤变也易引发哮喘。哮喘儿童对外界环境的变化很敏感，对寒冬季节的适应能力差，冷空气刺激常可诱发哮喘。气候骤变或者多变时，应及时增减衣服。夏季用空调时，室温不宜过低。除此以外，室内要经常开窗通风。其次，患儿在缓解期注意适当锻炼身体，增强体质，提高身体的免疫能力和防病能力。选择适当的体育运动项目，比如游泳。循序渐进，避免剧烈运动。再次，急性发作期饮食以清淡、易消化的流质或半流质饮食为宜，多吃水果、蔬菜，避免吃诱发哮喘发作的食物，如海鲜、虾、蟹等。最后希望广大患儿及家长重视哮喘的预防，并且密切关注患儿一般情况，一旦发作可以及时处理，必要时及时就医。

如何避免危险因素？

哮喘发作常有一定的诱发因素及危险因素。那么哮喘的危险因素有哪些，我们又该如何避免呢？介绍如下：

（1）各种过敏原：尘螨、猫狗毛、霉菌、花粉、牛奶、禽蛋、蚕丝、羽毛、飞蛾、棉絮、真菌、药物等都是重要的过敏原。关于尘螨，家长需要注意对床单、被罩等经常清洗，床单被罩衣物等经常日晒。房间不要太潮湿，以避免霉菌生长。家里不要养小动物，避免动物皮屑刺激。春秋季时注意避免各种花粉。另外，家长要注意观察孩子是否存在接触性过敏，从而及时发现过敏原，避免接触，以防哮喘发作。

（2）理化因素：如尘土、植物油、汽油或油漆等气味以及冷空气等，理化因素可刺激支气管黏膜下的感觉神经末梢，引发哮喘。平时注意避免接触油漆、汽油等。遇到天气变化时注意保暖。

（3）感染：呼吸道感染是最常见的诱因，冬春季节或气候多变时更为明显，所以哮喘患儿需要注意避免呼吸道感染。

（4）吸烟：烟草是室内主要的刺激源。研究表明，生后两年内，父母吸烟与婴儿呼吸道疾病发生率增高有关，特别是母亲吸烟增加哮喘发生的危险。因此家长最好能戒烟或者不在室内吸烟，避免患儿遭受烟草刺激。

（5）运动：运动可引起哮喘儿童气流受限，从而诱发哮喘，运动是哮喘最常见的触发因素。研究表明运动开始并不立即引发哮喘，在运动5～10分钟和停止运动2～10分钟后哮喘发作最明显。所以哮喘的儿童应该避免剧烈运动，而应做适当缓慢运动，如慢走、慢跑、游泳等。

（6）情绪过度激动：是哮喘发作的危险因素。诸如忧虑、悲伤、过度兴奋甚至大笑也会导致哮喘发作。

对于哮喘患儿，家长应从日常生活细节入手，有效地预防哮喘发作。

如何进行哮喘的教育和管理？

哮喘对患儿、家庭及社会有很大的影响。虽然目前哮喘尚不能根治，但可以通过规范化治疗，实现哮喘临床控制的目的。哮喘的教育也是使患儿达到良好控制目标最基本的环节。

哮喘教育的内容包括：（1）了解哮喘的本质、发病机制；（2）避免触发、诱发哮喘发作的各种因素的方法；（3）哮喘加重的先兆、症状规律及相应家庭自我处理方法；（4）自我检测，掌握 PEF 的测定方法，记哮喘日记；（5）应用儿童哮喘控制问卷判定哮喘控制水平，选择合适的治疗方案；（6）了解各种长期控制及快速缓解药物的作用特点、药物吸入装置使用方法及不良反应的预防和处理对策；（7）了解心理因素在儿童哮喘发作中的作用。

具体的教育方式包括：（1）门诊教育；（2）集中教育；（3）媒体教育；（4）网络教育；（5）医生教育。适当的哮喘管理可以防止绝大部分患儿哮喘发作，维持没有日夜间的症状，保持正常体育活动。

定期检查什么项目可以尽早发现小儿哮喘复发？

（1）测峰流速值：这个方法可以在家自行进行哮喘监测，帮助患儿客观地了解哮喘的变化，尽早发现哮喘的复发和恶化，在哮喘复发之前就医，避免哮喘发作。测定 PEF 的最佳时间，应该是每天两次，早晨起床后及晚上睡觉前。每次测定三次，记录最佳值。得到 PEF 最佳值和日间变异率时，每日测得的 PEF 值不能低于个人最佳值的 80% 或者日间变异率不能大于 20%，否则需要去医院就诊。

（2）肺功能检测：①最大呼气流速 - 容积曲线测定，是通过缓慢吸气至肺总量，然后尽快地用力呼气至残气位。5 岁以上的患儿基本能配合用力呼吸及憋气等动作，这种检测比较普遍。②脉冲振荡检测（IOS），适合可自主平静呼吸的 3 ～ 5 岁的学龄前儿童。③婴幼儿肺功能检查：适用于婴幼儿的一项肺功能检查。

家长应该观察患儿一般情况，定期复诊，必要时定期复查相关检查，尽早发现异常，警惕患儿哮喘急性发作。

图书购买或征订方式

关注官方微信和微博可有机会获得免费赠书

 淘宝店购买方式：

直接搜索淘宝店名：**科学技术文献出版社**

 微信购买方式：

直接搜索微信公众号：**科学技术文献出版社**

 重点书书讯可关注官方微博：

微博名称：**科学技术文献出版社**

 电话邮购方式：

联系人：王　静
电话：010-58882873，13811210803
邮箱：3081881659@qq.com
QQ：3081881659

汇款方式：

户　名：科学技术文献出版社
开户行：工行公主坟支行
帐　号：0200004609014463033